U0247446

如何高品质睡觉

修复并保持最佳身体和精神状态的操作系统

[英] 迈克尔·阿克顿·史密斯（Michael Acton Smith） 著

The Magic
Of Sleep
A Bedside Companion

中国青年出版社
CHINA YOUTH PRESS
中青文传媒

图书在版编目（CIP）数据

如何高品质睡觉：修复并保持最佳身体和精神状态的操作系统／（英）迈克尔·阿克顿·史密斯（Michael Acton Smith）著；白洁译. —北京：中国青年出版社，2020.8

书名原文：THE MAGIC OF SLEEP: A BEDSIDE COMPANION

ISBN 978-7-5153-6085-0

Ⅰ.①如… Ⅱ.①迈… ②白… Ⅲ.①睡眠 – 基本知识 Ⅳ.①R338.63

中国版本图书馆 CIP 数据核字（2020）第114549号

THE MAGIC OF SLEEP: A Bedside Companion
By Michael Acton Smith
Copyright © Calm.com Inc. 2019
Simplified Chinese translation copyright © 2020 by China Youth Press.
Published under licence from Penguin Books Ltd.
Penguin（企鹅）and the Penguin logo are trademarks of Penguin Books Ltd.
First published in Great Britain in the English language by Penguin Books Ltd.
All rights reserved.
封底凡无企鹅防伪标识者均属未经授权之非法版本。

如何高品质睡觉：
修复并保持最佳身体和精神状态的操作系统

作　　者：〔英〕迈克尔·阿克顿·史密斯
译　　者：白　洁
策划编辑：刘　吉
责任编辑：胡莉萍
文字编辑：陈　楠
美术编辑：张　艳
出　　版：中国青年出版社
发　　行：北京中青文文化传媒有限公司
电　　话：010-65511270 / 65516873
公司网址：www.cyb.com.cn
购书网址：zqwts.tmall.com
印　　刷：北京博海升彩色印刷有限公司
版　　次：2020年8月第1版
印　　次：2020年8月第1次印刷
开　　本：880×1230　1 / 32
字　　数：50千字
印　　张：6.75
京权图字：01-2019-7670
书　　号：ISBN 978-7-5153-6085-0
定　　价：69.00元

目 录

目　录

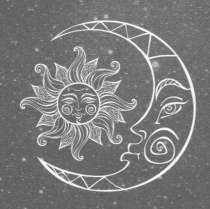

我喜欢睡觉，
因为在我清醒的时候，
我的生活总是乱七八糟，
你明白吗？

——欧内斯特·海明威（Ernest Hemingway）

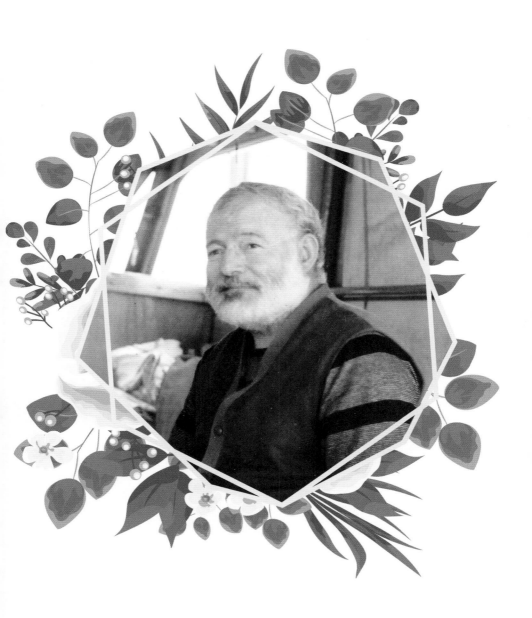

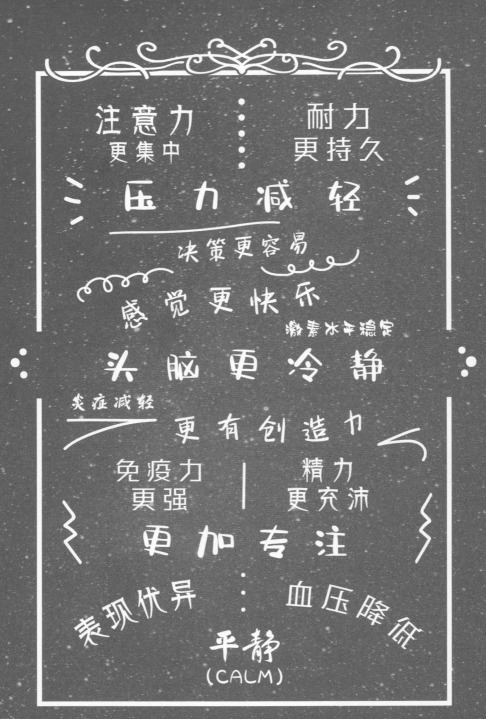

注意力
更集中

耐力
更持久

压力减轻

决策更容易

感觉更快乐

激素水平稳定

头脑更冷静

炎症减轻

更有创造力

免疫力
更强

精力
更充沛

更加专注

表现优异

血压降低

平静
(CALM)

本书使用指南

这本书分为四个部分：科学睡眠，失眠问题，梦的世界以及睡眠的未来，你不一定要按照这个顺序来阅读，可以深入你感兴趣的部分，或者在筋疲力尽却又辗转反侧时浅尝辄止。

我们已经花了几十年的时间，让醒着的时间更高效，但那些睡着之后的宝贵时间呢？本书包含各种生活小贴士、名人名言、睡眠故事和最新的科学研究，帮助你培养良好的作息习惯，踏上快乐的睡眠之旅。

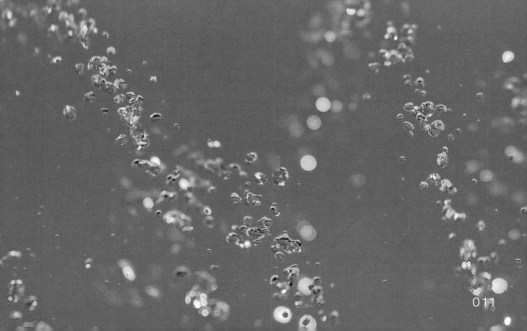

最近的研究已经证明，写作除了可以帮助你厘清自己的思绪，对健康也有很多好处。

　　在改善睡眠方面，有各种各样的方法，写日记就是其中之一。无论是检测你的睡眠质量、捕捉梦境，还是感恩练习，写作都能减轻压力、缓解焦虑、增强免疫力、提升幸福感。

　　你的日记将会变得非常有用——它会记录你在回忆梦境或改善睡眠方面所取得的进步，成为你未来的宝藏。

　　整本书有很多可以记录的日记页，我希望你尝试一下。如果不想直接写在书上，也可以照着书上的格式写在笔记本上。

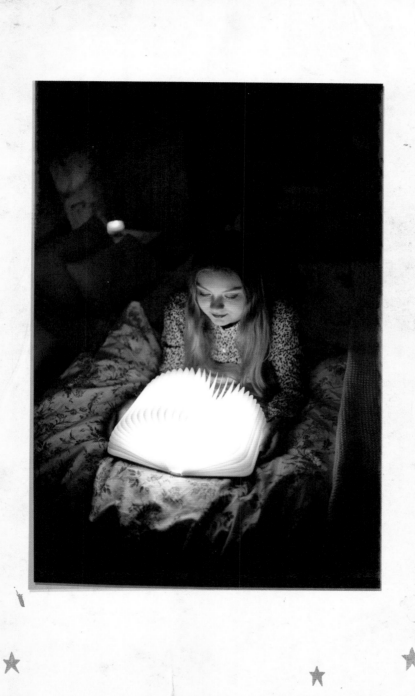

调查得越多，就越发现世界上有很多人在努力睡个好觉。我们一头扎进最新的科学研究中，震惊地发现，睡眠不足会导致许多健康问题，如糖尿病、心脏病、早衰、记忆力减退、肥胖、癌症、阿尔茨海默症，等等。为了进一步阐明这一前沿研究，我们在本书的最后面添加了一个睡眠术语表。

不久之前，人们还经常炫耀他们睡得有多么少，而现在，睡眠已经成为健康生活方式的关键支柱。

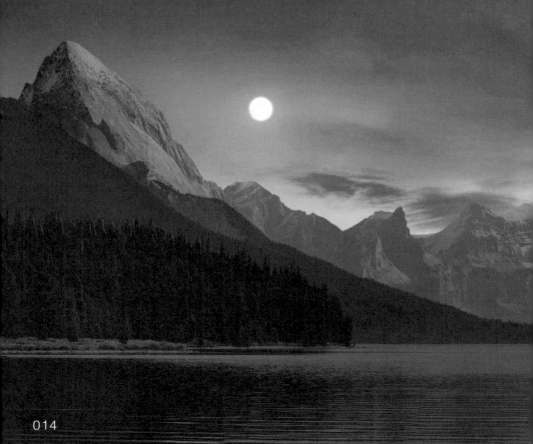

作为研究的一部分，我们还发现了许多有趣的、奇怪的睡眠故事，也有必要和你分享。

你知道树懒每天要睡18个小时吗？你知道人们最常做的两种梦是坠落和被追逐吗？改善你的睡眠确实可以改变你的生活。我希望这本书能对人类最容易误解但又很重要的睡眠有所启发。

欢迎来到睡眠的神奇世界！

科学睡眠

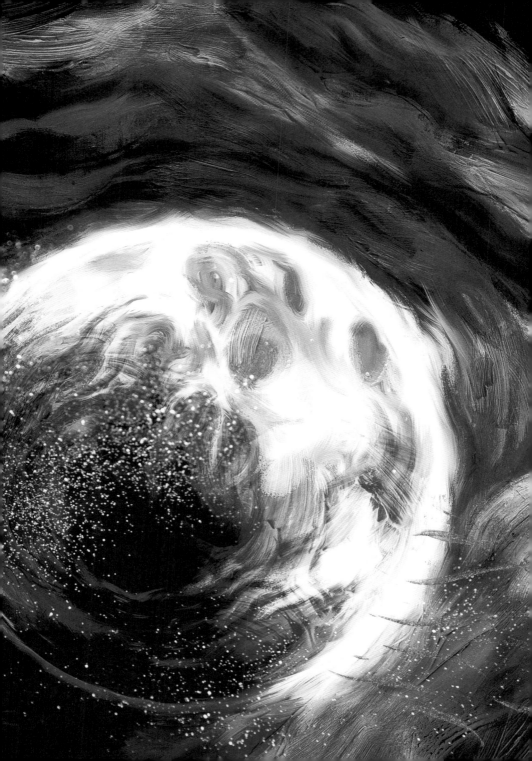

你的睡眠怎么了

  在人类历史的很长一段时间里，我们一直生活在这个不断旋转、昼夜交替的星球上。我们也遵循着这种昼夜循环的模式——日出而作，日落而息，但这一切都随着我们快节奏的社会发生了改变。

  随着电的出现和灯泡的发明，照明很快涌入每一个黑暗的角落，延长了人们的工作时间和休闲时间。也许是出于善意，托马斯·爱迪生曾说过："任何减少人类睡眠总量的东西，都会增加人类能力的总量。实际上，人们根本没有理由要睡觉。"但现在我们都知道，睡眠不足很危险。长期睡眠不足对健康有着巨大的影响——肥胖、痴呆、心脏病和癌症。

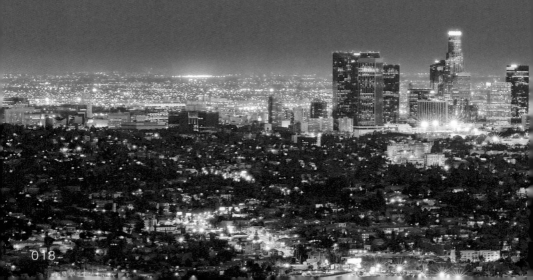

当高速公路被一串串的街灯点亮，当我们的家在天黑后变得灯火通明，我们开始脱离白天和夜晚之间的联系，脱离长期以来控制着我们入睡和醒来冲动的生物钟。

　　我们经常忽视困倦的迹象，因为我们想在工作的时候尽快完成任务，然后和朋友出去玩，或者在网上狂看最新的电视剧。由于睡眠太少，我们的情绪变得很不稳定，无法有效地处理问题。

　　其实只要你愿意，小小的改变就可以让你平衡这一切。自然界可以教会我们重新与太阳连接，按照太阳的周期工作，使我们睡得更好，更有活力，感觉更快乐。

　　所以，我们的口号就是——重新寻回睡眠之夜。

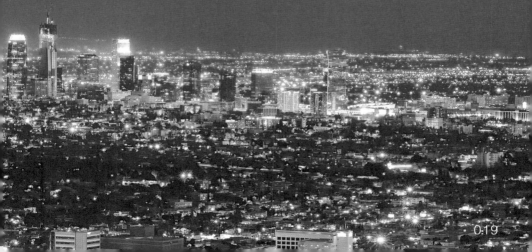

一点小小的失眠也有它的价值，
它能使我们珍惜睡眠，
珍惜在黑暗中投下的每一缕光明。

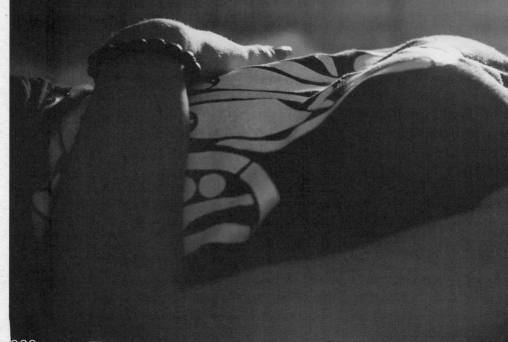

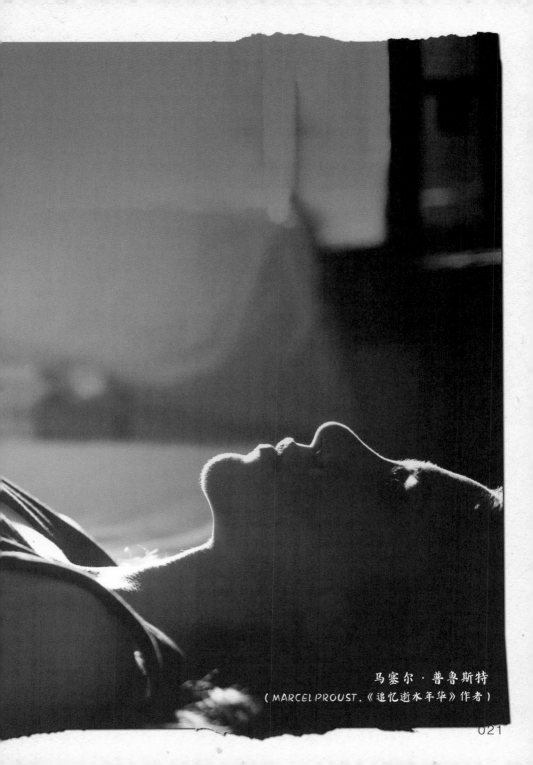

马塞尔·普鲁斯特
（MARCEL PROUST, 《追忆逝水年华》作者）

为什么会犯困

　　睡眠有两种相互作用的力量——昼夜节律（circadian rhythm，大约24小时的内置生物钟）和科学家所说的睡眠驱动力（sleep drive）。

　　我们先来看看昼夜节律。这个内部的起搏器调节你什么时候清醒，什么时候想睡觉。但它控制的远不止这些——从情绪、情感到核心体温的变化，从饮食到新陈代谢和激素的释放等，都在它的控制下。

　　在你眼睛后面的大脑区域中，有一个叫作视交叉上核（suprachiasmatic nucleus）的区域——它利用来自眼睛的光信号，通过褪黑素（melatonin）调整身体的内环境，以适应一天24小时。

　　褪黑素在夜间释放：它向你的身体和大脑发出信号，告诉你天黑了，该睡觉了。但褪黑素不能让你入睡，它只是标志着睡眠的开始。在凌晨4点达到峰值后，褪黑素水平开始下降，日出时，褪黑素的分泌完全停止，等待迎接新的一天。

与昼夜节律一起工作但独立于昼夜节律之外的是睡眠驱动力。它是由一种叫作腺苷（adenosine）的化学物质累积形成的——这种化合物从你醒来的那一刻起，就开始在你的血液中积累，一直持续到睡觉的时间。所以，你醒得越久，你睡觉的欲望就越大。有一样东西会干扰它的工作——那就是咖啡因。你早上喝的白咖啡或午餐后喝的绿茶会让大脑充满咖啡因，咖啡因会阻断腺苷的分泌，从而抑制其作用，同时让你精神振奋。

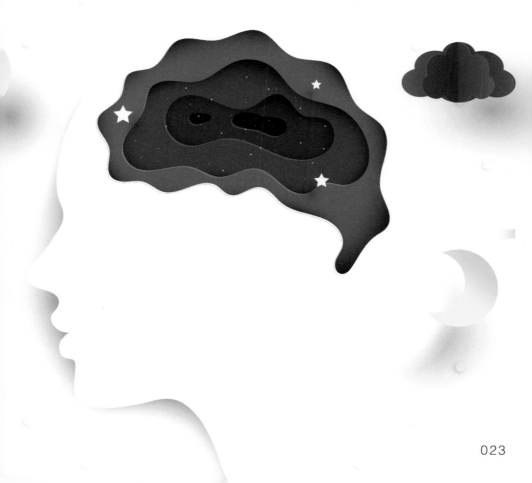

一勺咖啡因

咖啡因是全世界使用最多的精神活性物质，85%的美国人每天至少摄入180毫克咖啡因（两杯咖啡）。适量饮用咖啡是可以的，但是喝太多，尤其是在中午之后，会影响睡眠模式。

你如何处理咖啡因是高度个人化的——你肯定认识一些人，他们吹嘘自己深夜喝了一杯浓咖啡，却从未有过入睡困难的问题——这完全取决于基因。由于咖啡因是失眠的常见元凶，所以最好注意它的影响。

	液体（盎司）	咖啡因（毫克）
星巴克深度烘焙咖啡		
超大杯	20	340
大杯	16	260
中杯	12	193
小杯	8	130
卡布奇诺	8	63～100
浓缩咖啡，单份	1	47～64
低咖啡因浓缩咖啡，单份	1	8
低咖啡因鲜煮咖啡	不限	2～12

	液体（盎司）	咖啡因（毫克）
魔爪能量饮料	16	160
红牛	8	80
可口可乐，可口可乐零度，百事可乐轻怡	20	56～57
健怡可口可乐	12	46
红茶	8	25～48
绿茶	8	25～29
低咖啡因红茶	8	5
低咖啡因绿茶	8	2

你是什么类型，云雀还是猫头鹰？

这两种睡眠调节因子携手合作（见下图）——缓慢波动的昼夜节律波伴随着腺苷的稳步上升和急剧下降。在现实中，这意味着，当两条曲线都上升时，你有强烈的清醒冲动，但当它们分开时，你想睡觉的冲动就会变得越来越强烈。第一次人体警觉性下降出现在午后时分，此时昼夜节律开始了下降趋势。当腺苷线达到顶峰，昼夜节律线呈现下降趋势，这个时候的你最困，难怪大多数人的就寝时间都是这个时候。

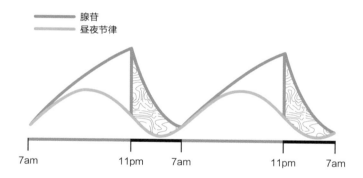

昼夜节律与腺苷的相互作用

即使是在阴天，阳光也有助于我们重新设定昼夜节律，并将其调整为24小时。

即使是"简单"的生物，如植物，也显示出内在的生物节律。

云雀还是猫头鹰，每个人都有自己的节奏。

- 40%的人是云雀——早起型。

- 30%的人是猫头鹰——夜猫子型。

- 30%的人介于两者之间。

太阳光

　　如今，我们中有太多人在光线昏暗的工作场所度过一天，90%的时间都待在室内，这令人震惊。由于人类的进化是为了觅食和狩猎，我们早期生活的大部分时间都是在户外度过的。尽管后来有了外卖送餐和超市，我们的大脑仍然与户外世界保持着长久的联系，最明显的就是与阳光的联系。

　　为了强化你的生物钟（昼夜节律），你每天都需要在日光下出门——皮肤中的黑色素越多，你需要在太阳下吸收维生素D的时间就越长。早晨，刺激性的蓝光（手机发出的同样的光）尤其高。

　　相反，当太阳落山时，我们的大脑开始准备迎接黑暗。当我们自然而然地寻找黑暗时，夜晚额外的光线就会干扰和刺激大脑。

　　在相同的时间上床睡觉，在相同的时间醒来（这就是所谓的规律睡眠计划）对你的身体很有帮助，也是睡眠卫生（sleep hygiene）的一个要素——睡眠卫生指的是拥有理想睡眠的一系列条件。

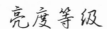

亮度等级

晴天户外	107000勒克斯
多云天户外	10700勒克斯
阴天户外	1075勒克斯
室内照明	200～500勒克斯
暮光	10勒克斯
烛光	1勒克斯
满月光	0.1～0.3勒克斯

　　随着越来越多的人生活在更大、更明亮的城市，我们的夜晚被人造光变成了白天。所以，到了晚上，我们需要把家里的灯光调暗，准备一个眼罩，让卧室真正变得黑暗，享受一个没有电的黑暗世界。摇曳的烛光与你的生物钟和谐一致，让你感觉更困，想更早入睡。

　　任何在阳光下的活动都会对你的睡眠有好处——选一张靠近窗户的桌子，安排"散步交谈式"的会议，在户外跑步而不是在跑步机上跑步，享受户外午餐，乘坐公共汽车而不是地铁。

　　拥抱光明和黑暗的自然循环，享受阳光，
你的睡眠将为此感谢你。

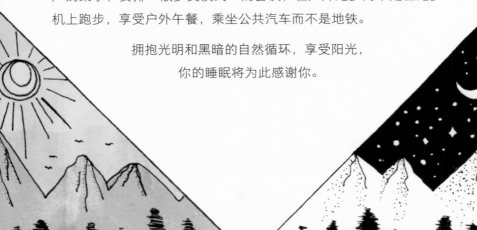

如何战胜
蓝光和手机？

智能手机非常有用，已经成为我们全天候的伙伴。为什么我们最近明明感到很累，却似乎仍然无法入睡，就是因为手机在扰乱我们的睡眠。

手机、平板电脑、笔记本电脑和电视等各种屏幕上的LED光源，都会发出一种超级刺激的蓝光。你的大脑将这种光理解为阳光，它会延迟你的昼夜节律，抑制褪黑素的产生，而褪黑素是一种发出睡觉信号的激素。所以当我们使用手机时，就是在向大脑发出信号——现在是白天而不是晚上，难怪入睡就变得不那么容易了。

设置适当的使用模式，合理地使用手机，让你不再辗转反侧，帮助你从一天的喧嚣中脱离出来，进入宁静的睡眠。

让你的手机更适合睡眠

1 打开夜间模式——这样的设置会降低手机屏幕的亮度，并过滤掉蓝光。如果你愿意，你可以每天在特定的时间自动开启这些设置，某些应用程序也有夜间模式。

2 设置自动"勿扰"模式或使用飞行模式，这样会关闭所有通知并将所有呼叫和消息静音（飞行模式下，你可以继续使用闹钟或某些应用程序）。

3 关闭或自定义通知，有些应用程序，带有默认设置，可以触发通知，让你重新回到应用程序，自定义这样的设置可以帮助你更高效地使用手机。

4 追踪和限制你的屏幕使用时间——很多应用程序，甚至是手机内置的功能，都可以用来跟踪你的屏幕使用时间。如果你发现自己在微博上一直待到凌晨，那么为它设置时间限额可能会有用。

5 听听睡前故事——听故事，抚慰的话语和舒缓的音乐结合在一起，让你彻底放松下来，快速进入梦乡。

时差

　　无论你是为了工作还是旅游而飞行，穿越世界各地的时区都会带来一个不利因素——时差。那种让人心烦意乱的感觉——你白天感觉很累，晚上又睡不着。你的手表显示现在是午夜，但你的身体却认为现在是早晨。

　　昼夜节律是你身体活动周期的一个强有力的调节器，当这个生物钟与你作对时，你会感受到它全部的控制力量。好消息是，这个内置的时钟（视交叉上核）可以调整适应一个新的时区；坏消息是，它每天只能调整一个小时。

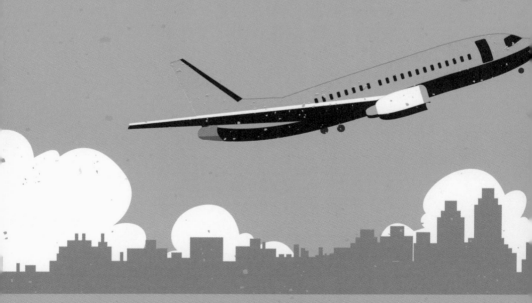

经常旅行的人都知道，旅行的方向会影响时差反应的程度。

向西？

向西飞行意味着你不得不晚睡，因为大多数人的自然节律比24小时稍长，所以延长一天比缩短一天要容易得多。

向东？

相反，向东则意味着你必须比平时更早入睡。

避免时差反应

1. 飞行前几天一定要好好休息。

2. 在飞机上多喝水，起身走动，累了就打个盹。如有需要，可戴上眼罩和耳塞，以阻隔飞机上的光线和噪音。利用冥想或呼吸技巧让自己放松，进入睡眠状态。

3. 到达目的地后，调整到当地的睡眠时间表。白天获得充足的自然光，帮助调整生物钟。尝试使用一个时差应用程序，它可以创建一份个性化的时间表，帮助你更快地同步昼夜节律。

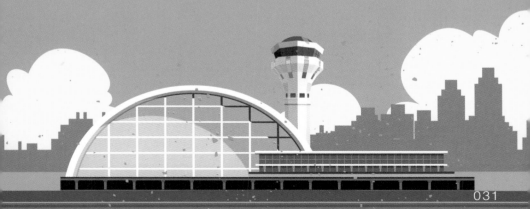

睡觉的七个好处

一夜安眠——7～9个小时——对健康有很多好处。下面是其中重要的7个。

提高免疫力

1. 你的免疫系统在晚上非常繁忙，所以长时间缺乏睡眠，会破坏你抵御感冒和流感病毒的能力。

感觉更快乐

3. 良好的睡眠能让你以充沛的精力从床上一跃而起，以专注的状态投入白天的工作。因此，当焦虑或抑郁的人被问及他们的睡眠习惯时，大多数人每晚的睡眠时间都少于6个小时，这也就不足为奇了。

身材更苗条

2. 研究表明，每天睡眠不足7个小时的人更容易发胖。睡眠不足的人体内瘦素（leptin，一种传递饱腹感的化学物质）含量较低，而胃饥饿素（ghrelin，一种刺激饥饿感的激素）含量较高。所以，睡得越多，吃得越少。

提高性欲

4. 睡眠能增强你的性欲，有规
   律的性生活能让你更易入睡。
   研究表明，睡眠不足的人对
   性的兴趣较小。

预防糖尿病

5. 缺乏深度睡眠会干扰身体对
   血糖的控制。

心脏更健康

6. 如果没有足够的睡眠，你的
   血压会随着你的心率而升高，
   睡眠不足会增加患心脏病和
   中风的风险。

提高生育能力

7. 生育能力依赖于一组生殖激
   素，由于不良的睡眠习惯或
   睡眠不足，而打乱你的生物
   钟，可能会导致受孕困难。

小测验：你是云雀还是猫头鹰？

你是什么时间类型的？简言之，你是早起的鸟儿还是夜猫子？尽管实际情况比这复杂一点，但大多数人都属于这两类人中的一种，有些人介于两者之间。来做个小测验吧，把每个答案的得分都记下来，看看你的总分有多少，分数标在括号里。

1. 你理想的起床时间是什么时候？

   A. 上午5点至6点30分（5）
   B. 上午6点30分至7点45分（4）
   C. 上午7点45分至9点45分（3）
   D. 上午9点45分至11点（2）
   E. 上午11点至中午12点（1）

2. 你最理想的睡觉时间是什么时候？

   A. 晚上8点至9点（5）
   B. 晚上9点至10点15分（4）
   C. 晚上10点15分至凌晨12点30分（3）
   D. 凌晨12点30分至1点45分（2）
   E. 凌晨1点45分至凌晨3点（1）

3. 如果你必须在某个时间醒来，你有多依赖闹钟叫醒你？

   A. 一点也不（4）
   B. 轻度依赖（3）
   C. 相当依赖（2）
   D. 非常依赖（1）

4. 你觉得早上起床有多容易？

   A. 完全不容易（1）
   B. 不太容易（2）
   C. 相当简单（3）
   D. 非常简单（4）

5. 早上醒来后的前半小时，你感觉自己有多清醒？

   A. 完全不清醒（1）
   B. 不太清醒（2）
   C. 相当清醒（3）
   D. 非常清醒（4）

6. 早上醒来后的前半小时，你的食欲如何？

   A. 很差（1）
   B. 比较差（2）
   C. 相当好（3）
   D. 很好（4）

7. 早上醒来后的前半小时你感觉有多累？

    A. 很累（1）

    B. 相当累（2）

    C. 精神不错（3）

    D. 神清气爽（4）

8. 当你第二天没有事情要做的时候，你通常什么时候睡觉？

    A. 很少或从不迟睡（4）

    B. 迟睡1小时（3）

    C. 迟睡1小时至2小时（2）

    D. 迟睡2小时以上（1）

9. 在早上7点到8点之间，你能保持一个小时的锻炼吗？

    A. 坚持得很好（4）

    B. 基本上能做到（3）

    C. 比较难做到（2）

    D. 非常难做到（1）

10. 你什么时候会觉得累，需要睡觉？

    A. 晚上8点至9点（5）

    B. 晚上9点至10点15分（4）

    C. 晚上10点15分至凌晨12点30分（3）

    D. 凌晨12点30分至凌晨1点45分（2）

    E. 凌晨1点45分至凌晨3点（1）

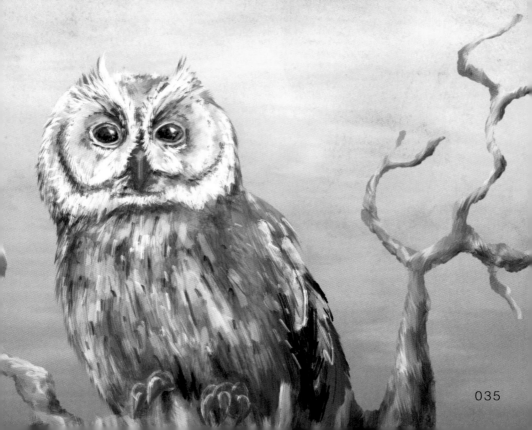

11. 你会选择四个时间段中的哪一个来进行一项2小时的考试?

    A. 上午8点至10点（4）

    B. 上午11点至下午1点（3）

    C. 下午3点至5点（2）

    D. 晚上7点至9点（1）

12. 如果你晚上11点睡觉,你会有多累?

    A. 完全没有（0）

    B. 有点累（2）

    C. 相当累（3）

    D. 很累（5）

13. 如果你比平时晚睡很多,但第二天早上不需要在任何特定时间起床,你最可能经历以下哪一种情况?

    A. 会在平常的时间醒来,不会再睡着（4）

    B. 会在平常的时间醒来,然后打个盹（3）

    C. 会在平常的时间醒来,但会再次睡着（2）

    D. 不会在平常的时间醒来（1）

14. 如果你不得不在凌晨4点到6点之间保持清醒,而第二天又没有任何事情要做,你会选择下面哪个选项呢?

    A. 直到早上6点以后才上床睡觉（1）

    B. 在凌晨4点之前打个盹,6点之后再睡觉（2）

    C. 在凌晨4点之前睡个好觉,然后在6点之后打个盹（3）

    D. 在凌晨4点之前会睡个够（4）

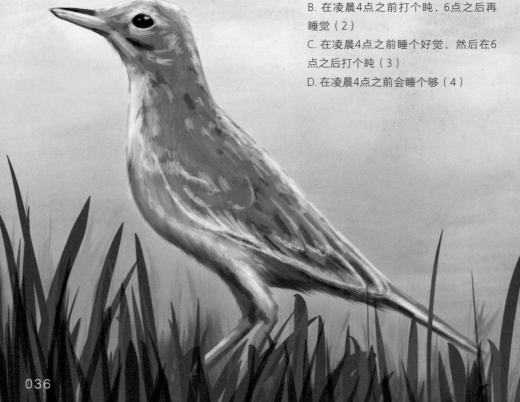

15. 如果你必须完成两个小时的体力劳动，但可以完全自由地计划你的一天。你会选择下列哪个时间段？

    A. 上午8点到10点（4）

    B. 上午11点到下午1点（3）

    C. 下午3点到5点（2）

    D. 晚上7点到9点（1）

16. 你正在计划和一个朋友进行一次高强度的体育锻炼，每周两次，每次一小时。你朋友最合适的时间是晚上10点到11点之间，你认为你在这个时间的表现会如何？

    A. 坚持得很好（1）

    B. 基本上能做到（2）

    C. 比较难做到（3）

    D. 非常难做到（4）

17. 假如你可以自己选择工作时间，你会选哪个时段？

    A. 凌晨3点至上午7点30分（5）

    B. 上午7点30分至中午12点30分（4）

    C. 上午9点至下午2点（3）

    D. 下午2点至晚上7点（2）

    E. 下午5点至凌晨3点（1）

18. 你认为自己在一天中的什么时候达到了"最佳状态"？

    A. 凌晨4点至上午7点30分（5）

    B. 上午7点30分至上午9点30分（4）

    C. 上午9点30分至下午4点30分（3）

    D. 下午4点30分至晚上9点30分（2）

    E. 晚上9点30分至凌晨4点（1）

19. 你认为你是属于"早起型"还是"晚起型"的人？

    A. 早起型（6）

    B. 可能是"早起型"（4）

    C. 可能是"夜猫子"型（2）

    D. 肯定是"夜猫子"型（1）

评分结果：

70～86分：绝对是早起型

59～69分：勉强算是早起型

42～58分：都不是

31～41分：勉强算是夜猫子型

16～30分：绝对是夜猫子型

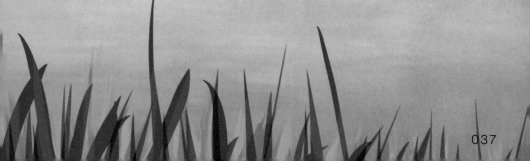

睡眠与灵感

　　一些伟大的科学发明、歌曲和艺术作品都是睡眠或梦境的产物。大脑处于睡眠时的工作方式与众不同，所以"睡一觉"绝对是个好主意。尤其是快速眼动睡眠（REM sleep），与创造性思维、问题解决能力息息相关。

一项基于4453名美国人和英国人的民意调查显示，爱因斯坦的相对论轻松地高居"睡梦中的最伟大思想"榜首。

01 相对论
阿尔伯特·爱因斯坦（Albert Einstein）—— 23%

02 化学元素周期表
德米特里·门捷列夫（Dmitri Mendeleev）—— 13%

03 缝纫机的发明
伊莱亚斯·豪（Elias Howe）—— 10%

04 原子模型
尼尔斯·玻尔（Neils Bohr）—— 7%

05 披头士乐队的歌曲《昨天》
保罗·麦卡特尼（Paul McCartney）—— 5%

06 解析几何原理
勒内·笛卡尔（René Descartes）—— 3%

诗歌《忽必烈汗》(Kubla Khan)

塞缪尔·泰勒·柯勒律治 (Samuel Taylor Coleridge) —— 1%

苯分子结构的发现

弗里德里希·奥古斯特·凯库勒
(Friedrich August Kekulé) —— 1%

《杰基尔博士和海德先生的奇怪案例》
(The Strange Case of Dr Jekyll and Mr Hyde),中篇小说

罗伯特·路易斯·史蒂文森
(Robert Louis Stevenson) —— 1%

滚石乐队的歌曲
《我不能一无所有》
(I Can't Get No Satisfaction)

基思·理查兹 (Keith Richards) —— 2%

小说《弗兰肯斯坦》
(Frankenstein)

玛丽·雪莱 (Mary Shelley) —— 2%

电影《终结者》
(Terminator)

詹姆斯·卡梅隆
(James Cameron) —— 3%

滚石乐队首席吉他手基思·理查兹经常在床边放一台录音机。1965年5月7日早晨醒来时,他发现自己甚至不用写下《我不能一无所有》这首歌的前奏,因为他已经在夜里把它告诉了录音机。

1964年的一个晚上,保罗·麦卡特尼在睡梦中想起了《昨天》这首歌,醒来后,他冲到附近的一架钢琴前,弹奏起来,他简直不敢相信自己真的创作了这首曲子。

17世纪法国哲学家、数学家勒内·笛卡尔发明了解析几何原理,他以每天睡12个小时而闻名。

世界各地的睡眠习惯

当你环游世界，你会发现世界各地的睡眠习惯千差万别。

在巴厘岛，当人们经历一种强烈的恐惧时，他们可以让自己进入一种被称为"恐惧睡眠（todoet poeles）"的冥想睡眠。睡眠被当作消除压力的有效方法。

吊床可以帮助睡眠者躲避昆虫和蛇。它们对墨西哥尤卡坦人来说是如此重要，以至于每个家庭的墙上都挂着吊床。

在日本，在办公室打瞌睡通常被视为一种积极的信号。它被称为"居眠（inemuri）"。

在传统的太平洋岛国社会，如所罗门群岛，村民们没有床，但他们会在地上铺开草席，睡在上面。

在澳大利亚，土著瓦尔皮里人一起睡在原始的房屋里，老弱病残睡在中间，健康人睡在外面。

在挪威，婴儿不在家里睡觉是很常见的，即使在寒冷的天气里也是如此。挪威人相信，在户外睡觉可以提升免疫力。挪威的幼儿园也有放在户外的小床，包括一张给老师的床。

 瑞典人和丹麦人喜欢让孩子趴着，有节奏地轻拍婴儿的屁股，直到婴儿睡着。

 英国人睡觉前喜欢喝一杯茶或热牛奶。

 瑞士婴儿出生后就被放在吊床上，模仿子宫里的运动。

 今天的埃及人和他们的远古祖先有着相似的多相睡眠习惯。他们在夜间一共睡6个小时，但在下午有大约2个小时的午睡。

 在博茨瓦纳，卡拉哈里沙漠的朱昂西人没有固定的睡觉时间，他们累了就睡觉。

 危地马拉的孩子们睡觉时，会在枕头底下放一个解忧娃娃（worry doll）。孩子们认为，睡前告诉洋娃娃他们担心的事情，到了早上洋娃娃就会把这些烦恼带走。

日本人的打瞌睡
（居眠）

在日本，上班，上课，在商店、咖啡馆、火车甚至公共楼梯上，打盹都不会让人不悦——在文化上完全可以接受。

"居眠"在英语里的意思是"当值时睡觉"或"上班时睡觉"，在日本人看来，这是勤奋的象征——工作太辛苦了，你都累坏了。

各个年龄段的人都会"居眠"，这一习俗已经有1000多年的历史了。这种在公共场合打盹的现象非常普遍，日本政府2015年的一项研究结果可以解释这一现象。根据这项研究，近40%的成年人每晚睡眠不足6小时。

与一些国家不同的是，在日本，加班是工作文化的一部分，员工每天工作10个小时或以上并不奇怪。长时间工作和全力以赴是勤奋的表现，是一种很受重视的品质。那么，如果你在会议期间打了个盹会怎么样呢？没关系，在场才是最重要的。但值得一提的是另一个词："karōshi（过劳死）"。在日语中，这描述了过度工作导致的死亡，这可能是持续失眠的结果。

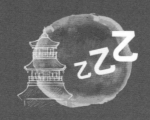

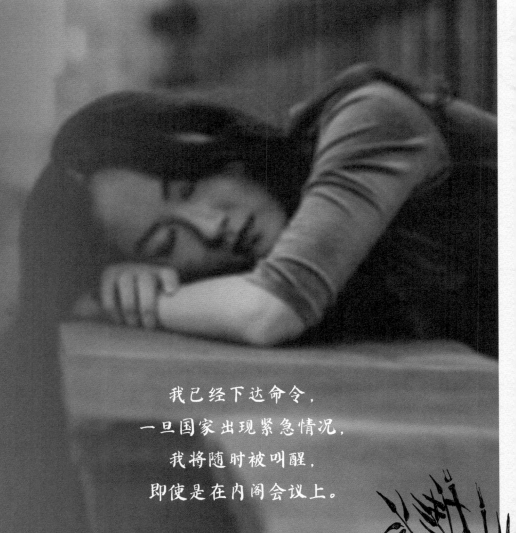

我已经下达命令，
一旦国家出现紧急情况，
我将随时被叫醒，
即使是在内阁会议上。

——罗纳德·里根
（Ronald Reagan）

这些地方

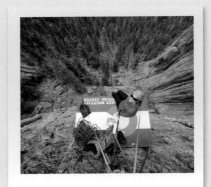

菲比·史密斯（Phoebe Smith）睡过一些很不寻常的地方。她是野外露营书《极限睡眠》（*Extreme Sleeps*）的作者，同时也是Calm的特约故事大师，是世界上唯一一位"极限睡眠冒险家"。以下是她睡过的一些奇怪的地方。

半山腰

悬崖露营，指的是在一个可怕的夜晚，人们把帐篷绑在半山腰的帆布平台上，睡觉的人得先顺着陡峭的岩壁向下攀爬。史密斯曾在美国科罗拉多州的埃斯特公园和英国布里斯托尔的埃文峡谷尝试过这种方法。

巨石下

在苏格兰的凯恩戈姆，史密斯喜欢睡在可以遮风避雨的石头下。那是一块巨大的石头，下面有一个凹陷的洞室，是观看外面下雪的理想场所。

也可以睡觉吗

树上

在巴伐利亚州的一个探险公园里，她爬上9米高的树，睡在一个可以轻轻地摇晃的小帐篷和吊床上。

冰川

史密斯曾经在挪威斯瓦尔巴特冰川睡过，在冰层15米深处，她还睡过尼泊尔珠峰大本营附近的昆布冰川。

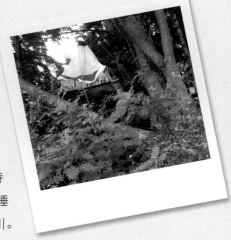

大堡礁

在澳大利亚珊瑚奇观浮潜了一天之后，她晚上睡在一只浮在大堡礁的浮筒上。

一架"二战"轰炸机的残骸

史密斯在英国德比郡布雷克洛的一架"二战"美军轰炸机的残骸中度过了一个夜晚。

隐士的洞穴里

她曾睡在英国湖区的岩洞里，20世纪30年代蓄着络腮胡子的隐士米莉肯·道尔顿（Millican Dalton）曾在这里住过很多年。

火山上

在一个非常炎热的夜晚，史密斯睡在尼加拉瓜特利卡火山口附近的泥浆池旁，她睡觉时听到了隆隆的响声。

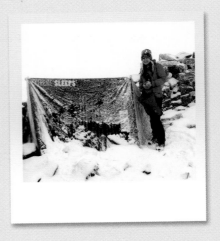

沙漠中

在约旦瓦迪鲁姆，她曾睡在因电影《阿拉伯的劳伦斯》（*Lawrence of Arabia*）而出名的沙漠的岩架上。

南极洲

她乘船来到南极洲，睡在世界尽头的一个帐篷里，醒来时发现帐篷门外站着无数的企鹅。

澳大利亚的丛林里

在澳大利亚"红色中心"的星空下睡觉，第一次激发了史密斯对野营事业的追求。

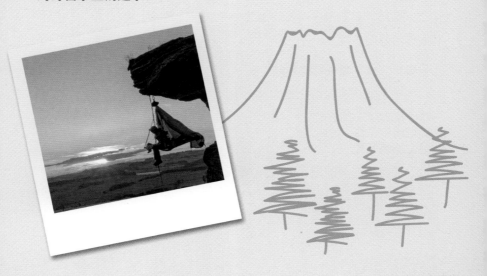

人类是奇怪的生物——只有想不到，没有"睡"不到的地方。

太空中

第一个在太空中睡觉的人是1961年的苏联宇航员吉尔曼·蒂托夫（Gherman Titov）。在绕地球轨道运行的"东方2号"上，用皮带系好胳膊后，他报告说睡了个好觉。

瀑布

伟大的英国徒步旅行家和旅行作家阿尔弗雷德·温赖特（Alfred Wainwright）经常睡在湖区的山上的开阔地带，陪伴他的只有一条毯子和一根烟斗。

棺材里

2016年，英国兰开夏郡布莱克本市，一个自称"黑暗"的吸血鬼弗拉德·特佩斯（Vlad Tepes）透露，他睡在一个定制的棺材里。

悬崖上一间透明的卧室里

在秘鲁，一家探险公司在一座3650米高的陡峭的岩面上悬挂了一个透明的胶囊房间，只有通过极限攀爬才能到达。套房内设有卧室、餐厅和浴室，供人们享受奢华的高端生活。

起重机里

荷兰的一家酒店是用废弃的船坞起重机的驾驶室改造的，虽然看起来不像酒店，但里面功能俱全，并且提供早餐。

冰旅馆里

在瑞典，尤卡斯耶尔维的冰旅馆是用托恩河的冰建造的，卧室温度低至零下5摄氏度，冰旅馆为孩童提供滑雪服。

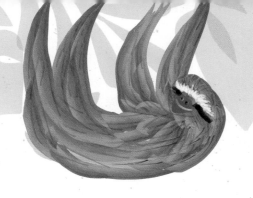

动物世界的睡眠

　　所有的动物都睡觉，昆虫也不例外，但是它们每天能睡多久取决于它们吃了多少食物，以及是否有其他动物想吃掉它们。例如，长颈鹿和大象可以通过站着小睡一会儿而存活下来，尽管它们体型庞大，身体笨拙，但在安全的时候还是会躺下睡觉。像老虎和蟒蛇这样的食肉动物，只要它们的肚子饱饱的，就可以睡一整天，不用担心在睡觉的时候会发生什么。

　　海洋哺乳动物有其他的应对机制，能够在睡觉的同时游泳和呼吸——它们一次只用一半的大脑睡觉，而且常常睁着一只眼睛。

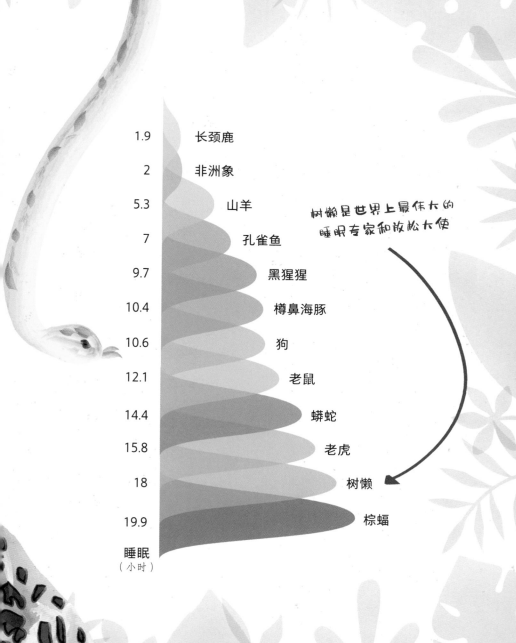

1.9　长颈鹿

2　非洲象

5.3　山羊

7　孔雀鱼

9.7　黑猩猩

10.4　樽鼻海豚

10.6　狗

12.1　老鼠

14.4　蟒蛇

15.8　老虎

18　树懒

19.9　棕蝠

睡眠
（小时）

树懒是世界上最伟大的
睡眠专家和放松大使

抹香鲸

抹香鲸竖着尾巴
直立睡觉。

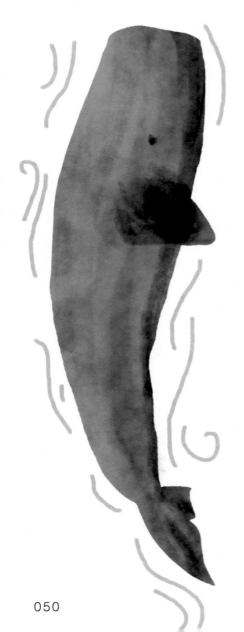

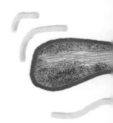

马

马可以锁定腿部肌肉，
保持站着打盹或睡觉——
它们不需要肌肉的力量
来保持直立。

海豚

刚出生的小海豚和它们的母亲
在第一个月里不会睡觉。

海豹

当海豹出海时，
它们用一半的大脑睡觉，
这样就可以保持警惕。

大象

野生大象可以长时间不睡觉——
为了躲避捕食者或偷猎者——
通常一次会睡48小时，
但它们几乎没有明显的
睡眠不足的迹象。

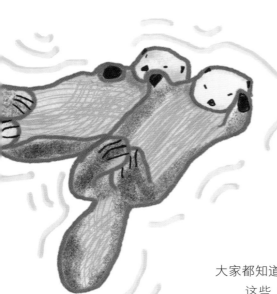

水獭

在睡觉的时候，
水獭们会手拉手，
以确保它们不会彼此漂散。

海牛

大家都知道蝙蝠倒挂着睡觉，那海牛呢？
这些"海里的牛"没有捕食者，
它们喜欢在海面上倒立行走。
它们确实每隔几分钟就要浮出水面换气，
但这并不费什么力气。

北京雨燕

北京雨燕之所以一边飞一边睡觉，
是因为它们一年中有10个月的时间
都是在空中度过的。

鹦嘴鱼

鹦嘴鱼会分泌一种
果冻状的黏液网，
包裹着它们的身体，
可以在睡觉时保护它们
免受寄生虫的侵害。

猫鼬

猫鼬睡觉时会蜷缩在一起取暖，
形成一种特别的保护。

年龄与睡眠

虽然从摇篮到坟墓，我们都离不开睡眠，但我们需要多少睡眠是随着年龄的变化而变化的，睡眠的模式也会有所不同。

经过一周的辛苦工作，你可能想要"像婴儿一样入梦乡"。小睡是一个好主意，但你真的想在白天和晚上都只睡一小会儿，每3～4个小时醒来一次吗？

当一个婴儿正在建立昼夜节律时，这种24小时的睡眠模式是非常典型的。随着婴儿的成长，他们可以一次睡得更久，剩下的就是白天的小睡了。

随着大脑的发育，他们的睡眠结构也在发生改变。例如，一个6个月大的婴儿的非快速眼动睡眠和快速眼动睡眠中的时间大致相等。到他们5岁生日的时候，这个比例已经改变了，变成了70：30（非快速眼动睡眠：快速眼动睡眠）。当十几岁的时候，平衡再次调整，变成80：20，并一直持续到中年。

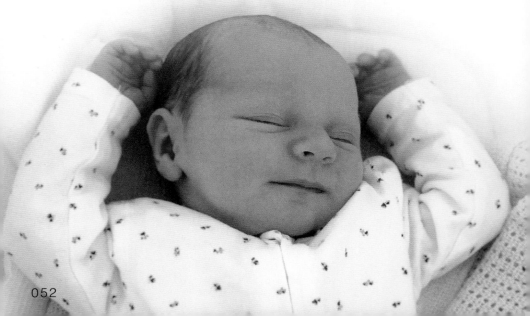

与普遍的看法相反，老年人每晚仍然需要7～8小时的睡眠，睡眠的需求并没有随着年龄的增长而减少。然而，真正改变的是，睡眠质量受到了影响——人们不得不应对更多的睡眠中断（醒来——最常见的情况是小便——然后很容易就睡不着了）。受影响最严重的是初为父母的人，他们将面临长达6年的不眠之夜。

青少年——一个特例

人体生物钟在青春期会发生变化。青少年的天性是晚睡晚起，他们确实比成年人需要更多的睡眠，但是延迟的生物钟让他们很难早起上学。在美国，有几个州已经推迟了高中的上学时间——学生们的学习成绩和出勤率都得到了提高，青少年的睡眠质量也得到了改善。

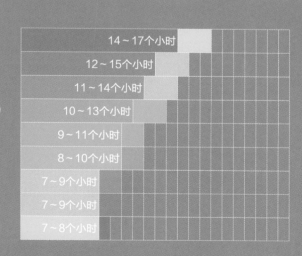

新生儿（0～3个月）　14～17个小时
婴儿（4～11个月）　12～15个小时
幼儿（1～2岁）　11～14个小时
学龄前儿童（3～5岁）　10～13个小时
学龄儿童（6～13岁）　9～11个小时
少年（14～17岁）　8～10个小时
青少年（18～25岁）　7～9个小时
成人（26～64岁）　7～9个小时
老年人（65岁＋）　7～8个小时

7天睡眠实验

你可以计划在一周内远离社交活动和最后的工作期限。本周的计划是，至少要睡够9个小时，并记录下你自然醒的时间。你可以设置一个闹钟以防万一，但要给自己充足的9个小时。

这样可以帮助你确定你的睡眠时长。虽然7~9个小时可能是理想的，但这一数字可能不是每个人都能达到的。如果你的睡眠时间少于7个小时，你就应该努力争取更多的时间。挑战自己，再多睡一个小时。

计划好一周的就寝和起床时间

现代生活的快节奏意味着放松会感到困难，甚至有点奇怪。但是，当我们的身体和思想习惯了它，我们就可以记住，在平静的状态下是多么的自然，而仅仅靠一点点的努力就能入睡是多么令人愉快。

重新适应我们身体的生物节律需要刻意练习。每天出去走走，有助于调整你的生物钟，任何直观的感觉都是有规律的，并会形成一种习惯。习惯可以消除做决定的压力，它能稳定神经系统。当不断重复的时候，它就变成了一种新的存在方式。记住，有规律的作息对你的睡眠特别重要。

你知道在你人生的现阶段，你理想的睡眠时间是多少吗？写下你从这个实验中得到的任何见解。

我们到底需要多少睡眠?

	入寝时间	起床时间
星期天	_____•_____	_____•_____
星期一	_____•_____	_____•_____
星期二	_____•_____	_____•_____
星期三	_____•_____	_____•_____
星期四	_____•_____	_____•_____
星期五	_____•_____	_____•_____
星期六	_____•_____	_____•_____

哄孩子的小把戏

对于家有年幼孩子的父母来说，睡眠尤其不稳定。因此，父母们会想尽办法让孩子安然入睡也就不足为奇了——从开动吸尘器、看填字游戏比赛到让孩子听打哈欠的录音。

1. 让孩子听一段18世纪苏格兰经济学书上的一章录音，这段录音由一个非常无聊的老师朗读——46%

2. 让孩子观看一个填字游戏比赛的视频——36%

3. 让孩子听一个小时的打哈欠的录音——35%

4. 和孩子在同一个房间里使用吸尘器，发出呜呜的声音——34%

5. 让孩子看《咩咩地》(*Baa Baa Land*)——一部关于放羊的8小时慢动作电影——28%

6. 虚构一个想象中的人物，比如"8点钟先生"，他试图在晚上8点以后叫醒孩子们——27%

7. 给孩子播放水滴一滴一滴地滴下来的声音——27%

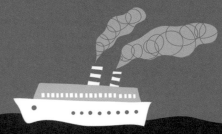

如果你家里有孩子，你下一步会尝试清单上的什么技巧？

8. 把孩子放在父母的胸前，父母慢慢地转着圈——21%

9. 开车兜风，让孩子听音乐/故事——然后都睡在车里——21%

10. 把孩子的床调转/转向另一边——17%

11. 把一个嘀嗒嘀嗒的时钟放在孩子的枕头下，模仿妈妈的心跳——16%

12. 在孩子床上放一件有妈妈味道的衣服——10%

13. 不知道怎么办/以上皆不是——11%

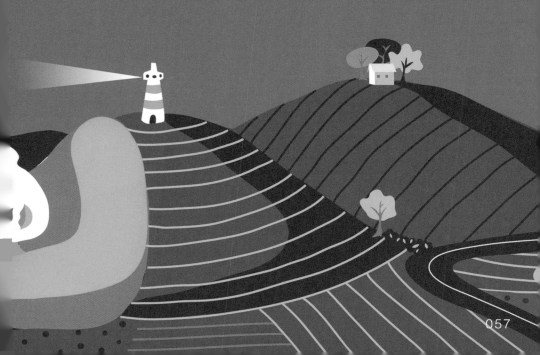

乖 乖 睡

　　轻微的摇摆感已经被证明可以帮助你更快入睡，更重要的是，它可以提高你的睡眠质量和记忆力。

　　我们不用感到惊讶，因为人们早就知道，摇晃婴儿，或者把婴儿背在身上，让他们随着你的动作前后摇摆，会帮助他们更快入睡并保持睡眠状态。

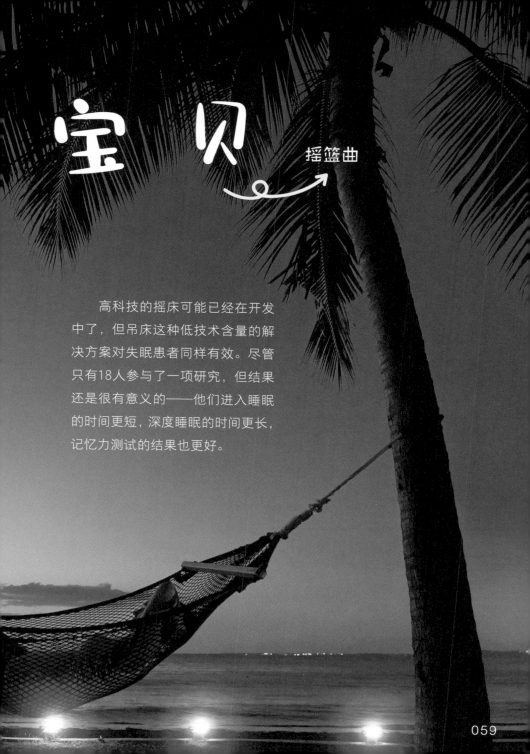

宝贝

摇篮曲

高科技的摇床可能已经在开发中了，但吊床这种低技术含量的解决方案对失眠患者同样有效。尽管只有18人参与了一项研究，但结果还是很有意义的——他们进入睡眠的时间更短，深度睡眠的时间更长，记忆力测试的结果也更好。

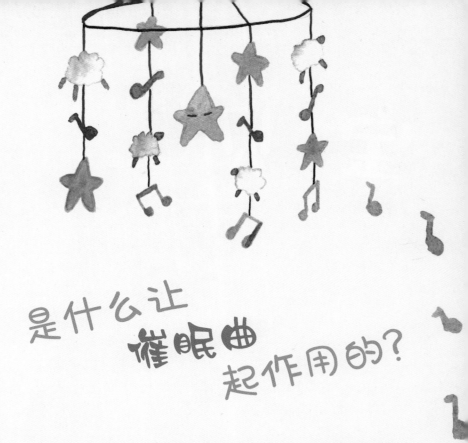

是什么让催眠曲起作用的？

　　几乎每一种文化都有对婴幼儿唱歌的传统，通常伴随着摇摆的动作，让他们进入梦乡。孩子们，还有成年人，一听到催眠曲就会昏昏欲睡，眼皮也会沉重起来。

　　在某些社会中，歌曲本身的歌词就是口头传承的一种手段。摇篮曲有助于加强父母和孩子之间的联系，因为婴儿对母亲的声音有强烈的偏爱。摇篮曲的歌词有时可能是悲伤的，就像盖尔语的一首童谣是关于爱尔兰土豆饥荒的，所以它们可能也有宣泄父母恐惧的作用。

大多数催眠曲都是以三拍或者6/8拍写成的，这就产生了摇摆的动作。这种摇动模仿了婴儿在子宫里的动作，再加上歌曲的重复性，产生一种抚慰作用。

简单的就是最好的，摇篮曲通常被限制在五个音符左右，用高音演唱。婴儿似乎更喜欢协和音程，而不喜欢不协和音程。每分钟60下的节奏是最好的——类似于人类心脏的跳动——让婴儿想起母亲子宫里的扑通扑通的背景节奏。

研究表明，婴儿更喜欢没有乐器伴奏的摇篮曲。

催眠曲对成人和儿童都有抚慰作用，是对抗压力的有效方式。

睡眠音乐

　　舒缓的语调可以用来为成年人朗读摇篮曲。其他令人昏昏欲睡的静谧声景包括海浪声、大雨声、篝火燃烧声、潺潺小溪声、瀑布声、白噪声、火车行驶声、城市街道声、雷雨声、粉红噪声、猫叫声、鲸鸣声、蟋蟀鸣叫声、扇子摆动声、心跳声，甚至洗衣机运转的声音。

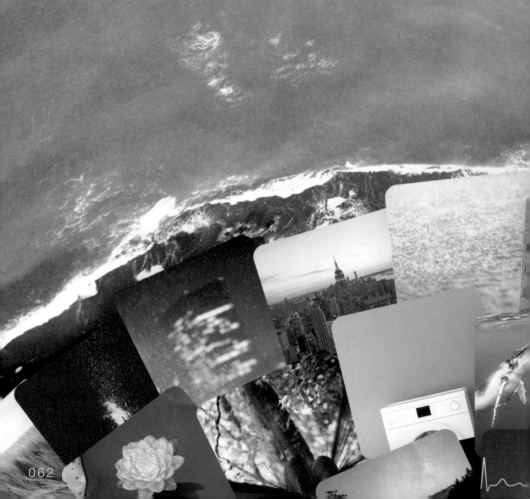

听一段适合自己的音乐吧，
让你快速进入梦乡。

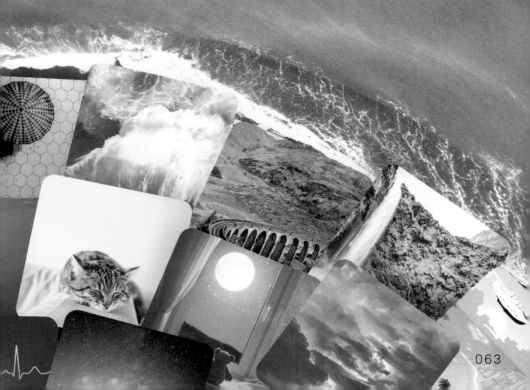

性爱与睡眠

性和睡眠——完美的一对：睡眠能增强你的性欲，有规律的性生活能帮助你入睡更轻松。有什么不喜欢的？考虑到性爱还会对心脏产生影响（毕竟它是一种锻炼），降低血压，是一种减压的方式，还能增强幸福感，知道自己正从各种方面受益是件好事。

撇开好处不谈，你有没有想过，为什么有些伴侣在性高潮后马上就睡着了？除了在舒适的床上，在黑暗凉爽的卧室这样理想的睡眠环境中发生性行为（我们在这里进行概括），大脑和身体也都沐浴在化学物质和激素的混合物中，这些化学物质和激素可以平静大脑，放松身体，从而使人快速进入睡眠。

在婚姻中只有睡眠

064

性刺激会促进"爱情激素"催产素（oxytocin）的分泌，并抑制压力激素皮质醇（cortisol）的产生。我们依偎在一起，身体得到放松，烦恼也逐渐消失，然后更容易进入梦乡。性高潮也会使多种化学物质充满大脑，包括催乳素（prolactin，使人感到放松和困倦）、内啡肽（endorphins，使人感觉良好的神经递质）和抗利尿激素（vasopressin，使人晚上不需要上厕所，与睡眠有关），这些化学物质可以起到镇静的作用。

　　男人和女人有时对性和性高潮的化学诱因有不同的反应。虽然女性可能需要更长的时间才能入睡，但随着快速眼动睡眠得到增强，她们的睡眠质量也变得非常好。

　　事实是，每个人在性爱后都有更好的睡眠，所以如果你睡眠不足或者很难入睡，你知道该怎么做。

和性让我觉得我并非不朽。

——亚历山大大帝

（Alexander the Great）

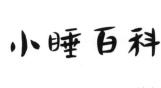

小睡百科

下午常常犯困？那就打个盹吧。这种短暂的睡眠可以让你重新充满活力，帮助增强记忆力，甚至降低患心脏病的风险。

午饭后，由于昼夜节律和睡眠驱动力的结合，打盹的冲动是最强烈的，所以理想的午睡时间是下午2点到3点之间。但如果把它推迟到下午4点以后，你晚上的睡眠就会受到影响。

浅睡眠——享受30分钟或更长时间的小睡后，你会进入深度睡眠的状态。从这种睡眠中醒来比较困难，你会感到昏昏沉沉——这就是所谓的睡眠惯性——可以长达半小时。

猫可能看起来一直在睡觉——有些猫一天能睡20个小时——但事实上，猫的大部分时间是在15～30分钟的小睡或打盹中度过的。

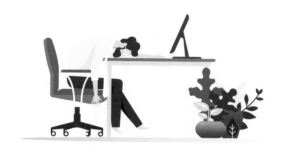

小憩

只需10分钟的小憩就能让你精神焕发，让你的注意力集中长达4个小时。

打盹

打盹（大约20分钟）也能提高警觉性、记忆力和信息回忆能力，并且不会让人昏昏欲睡。

快乐小睡

一次愉快的小睡（45分钟或更长）通过快速眼动睡眠来重新建立你的情绪平衡。

学习性小睡

一次学习性的小睡（60～90分钟），或者西班牙人所说的"午睡"，可以让你进入深度睡眠，这对学习和运动记忆都有极大的促进作用。

喝一杯"午睡咖啡"吧

午睡之后，利用咖啡的天然能量来唤醒你。具体方法是，喝一杯咖啡，然后马上找一个温暖、昏暗、安静的地方躺下，打个盹，咖啡因会在15～20分钟后才开始起作用。那时，你就会醒过来，并且精神焕发。

睡眠是如何
增强记忆力的

　　无论是为了学习一门新语言还是应付大型考试，都没有必要开夜车——睡眠都是更明智的策略。

　　睡眠有助于你的大脑处于警觉状态——随时准备学习和获取新信息。而在学习之后，睡眠有助于巩固这些知识和技能，防止遗忘。记忆会从大脑的海马体深处"移动"到更高级的皮质层，而这种移动发生在夜间的睡眠中。

　　为了学习新东西，我们的大脑需要清除垃圾，并巩固我们一天所学的重要信息。神奇的是，在睡着的时候，大脑的不同部分会为我们完成这件事。

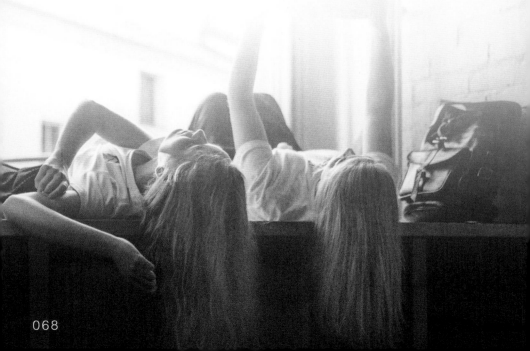

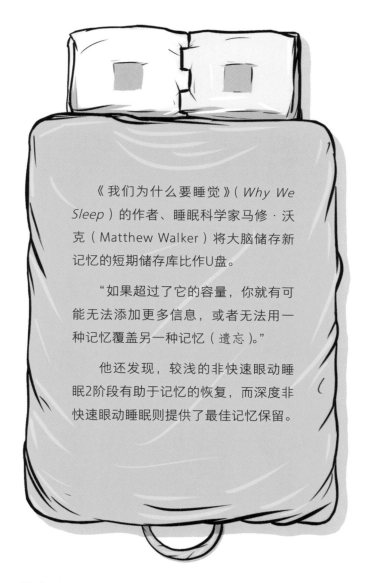

《我们为什么要睡觉》（*Why We Sleep*）的作者、睡眠科学家马修·沃克（Matthew Walker）将大脑储存新记忆的短期储存库比作U盘。

"如果超过了它的容量，你就有可能无法添加更多信息，或者无法用一种记忆覆盖另一种记忆（遗忘）。"

他还发现，较浅的非快速眼动睡眠2阶段有助于记忆的恢复，而深度非快速眼动睡眠则提供了最佳记忆保留。

研究表明，学习新信息后的小睡的效果超过了死记硬背或看电影放松。在一周之后的测试中，小睡者的得分仍然最高。

为什么打哈欠会传染？

几千年来，科学家们一直对打哈欠的作用感到困惑。为什么我们会有这种奇怪的行为？是像希波克拉底（Hippocrates）曾经说的那样，释放"有害空气"吗？还是像19世纪科学家所建议的那样，是为了重新平衡血液中的气体？

一般来说，当我们累了、无聊、发烧或者看到别人打哈欠时，我们就会打哈欠。一旦开始打哈欠，无论你多么努力地抑制它，打哈欠的冲动都不会被打断。它必须一直保持张开嘴的姿势，长时间吸气，然后缓慢呼气。

有几种关于打哈欠的确切功能的理论——它能提高警觉性，使大脑冷静下来，或向他人发出警惕状态的信号。

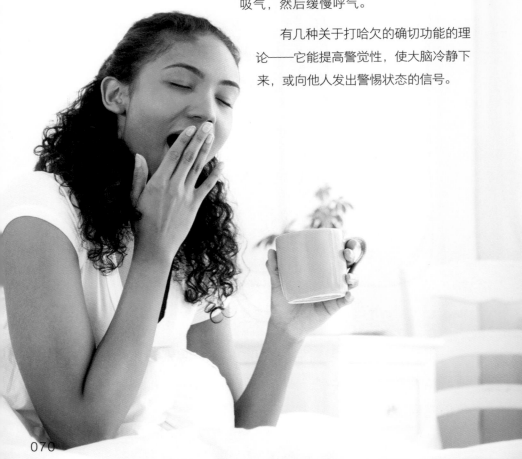

当我们打哈欠时，经常伸伸懒腰，站立或走动，以消除睡意。在打哈欠的时候，耳朵里的某些肌肉会被激活，使我们更容易接受周围的声音，并更加警觉——例如，我听到的是一条在草丛中蠕动的蛇吗？

一些研究人员认为，打哈欠会使大脑降温，从而防止大脑过热。事实上，研究表明，如果你在额头上敷一块凉毛巾，打哈欠的冲动会大大减少。

由于打哈欠的传染性，一些科学家认为，它可能是一个社会群体中可见的信号。这种原始的交流方式表明，一个人很困，所以另一个人可能需要站出来接管哨兵的工作，其他人认为这与移情有关，直到现在都还没有定论。

在看了几分钟有关打哈欠的书之后，你很可能会有一种无法抑制的打哈欠的冲动。如果是这样，就不要试图扼杀它，让它去吧，去享受这个神秘而普遍的行为。

看到别人打哈欠，50%的人会被传染。事实上，听到甚至读到有关打哈欠的信息就足以引起打哈欠。

运动员在比赛前常打哈欠。皮质醇，一种压力激素，会引发打哈欠。

我们甚至在出生之前就会打哈欠，胎儿在子宫里也会自发地打哈欠。

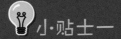

找到你的睡眠周期

　　每天晚上，你都会经历一种转变——你把醒着的生活抛在脑后，一头扎进一个充满睡眠和梦想的世界数个小时。当早晨来临的时候，你可能对在睡眠中发生的事情记之甚少，但是你的大脑和身体会感谢你的睡眠，它给了你新的能量，恢复了大脑功能，更新了免疫系统。你已经准备好迎接新的一天。

　　科学家们继续思考，在那些夜晚都发生了什么，睡眠的目的是什么——这是现代神经科学的一个巨大领域。但似乎其他生物也有日常活动和休息的模式，我们没有什么不同——睡眠是普遍的。

　　虽然睡眠曾经被认为是大脑缺乏活动，但我们现在知道，这是一段带有目的的时间，有很多事情要做，并且与白天的活动有很大的不同。

整晚睡眠周期

睡眠不是一个简单的线性过程，相反，睡眠就像坐过山车，有高峰有低谷，不是一个或两个，而是每晚三个到五个阶段。

睡眠是周期性的，每一个周期都会让你从浅睡到深睡，不断循环，这种周期性的结构被称为睡眠结构。当你看到下一页的睡眠图（或称睡眠结构图）时，你会看到一个类似城市的轮廓，它展示了一个典型的睡眠旅程。

前半部分主要是非快速眼动睡眠（NREM sleep），而在后半部分，快速眼动睡眠（眼球快速运动）更引人注意。科学家们仍然不知道，为什么在夜间睡眠时大脑活动会发生这种变化。

翻到下一页，看看睡觉时你的大脑和身体到底发生了什么。

睡眠周期之旅

　　当你躺在枕头上，闭上眼睛，身体开始放松，睡意渐渐袭来。在你的眼睛转动的几秒之内，你的大脑已经从清醒状态（β脑电波）过渡到了非快速眼动睡眠1阶段（α脑电波），你已经睡着了。这个阶段的睡眠通常持续1～7分钟，在此期间你很容易被唤醒，并可能伴有奇怪的肌肉抽搐。

　　在非快速眼动睡眠1阶段之后，你就会进入非快速眼动睡眠2阶段，它的θ波大脑活动较慢，科学家称之为睡眠纺锤波。这个阶段的睡眠一般持续10～25分钟。现在，你的呼吸已经放慢到一个有规律的节奏（你的心率也随之降低），你的体温仍然低于白天的水平。

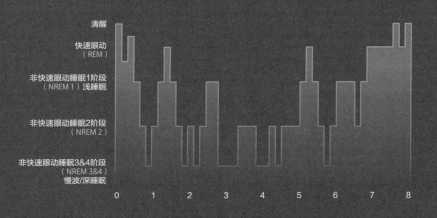

清醒

快速眼动
（REM）

非快速眼动睡眠1阶段
（NREM 1）浅睡眠

非快速眼动睡眠2阶段
（NREM 2）

非快速眼动睡眠3&4阶段
（NREM 3&4）
慢波/深睡眠

0　1　2　3　4　5　6　7　8

从非快速眼动睡眠2阶段开始，你进一步进入慢波，即非快速眼动睡眠3阶段的深度睡眠。这种最深层次的睡眠具有典型的δ脑电波，持续20～40分钟。你的大脑与外界隔绝，因此这时很难唤醒你。

睡觉姿势的改变通常意味着大脑活动的改变，从深度睡眠过渡到较浅的非快速眼动睡眠之后，你会经历夜间第一次的快速眼动睡眠。短暂的过渡之后，你的大脑变得活跃，快速眼动睡眠的生动梦境开始了。你的心率和呼吸现在遵循一种更为多变的节奏，也许反映了你梦中发生的事情。然而，你大脑深处的一个"开关"会使你的肌肉失去功能，这样你就不会把梦当成现实——这种麻痹发生在做梦开始之前，并持续到快速眼动睡眠阶段。

在最后一个快速眼动阶段之后，大脑开始唤醒你——日光信号和它内置的生物钟触发了一系列的生物警报。一夜之间，身体已经清除了催眠药腺苷，所以你醒来时精神焕发，准备好迎接新的一天。

事实上，大脑在快速眼动睡眠中比在我们清醒时更活跃。

异睡症（Parasomnias）——非快速眼动睡眠期间的梦游、梦话、夜惊等。

交替的睡眠周期

如果你像玛格丽特·撒切尔（Margaret Thatcher）那样——她得益于一种罕见的睡眠基因——认为"只有懦弱的人才会睡觉"，或者觉得一天的时间不够用，那么你可以看看有些人是如何通过打断睡眠来提高工作效率的。

基本上有三种睡眠模式：

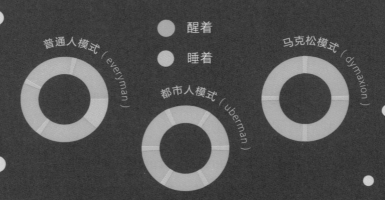

单相睡眠（Monophasic）

双相睡眠（Biphasic）

1. 单相睡眠——每天睡7~9个小时，清醒时间为15~17个小时。

2. 双相睡眠——晚上睡6个小时左右，下午再睡30~90分钟。

普通人模式（everyman）

都市人模式（uberman）

马克松模式（dymaxion）

醒着
睡着

3. 多相睡眠（Polyphasic）——每天睡几次，有不同的睡眠模式，包括"普通人模式""都市人模式"和"马克松模式"。

没有两个人的睡眠需求完全相同——关键是找到最适合你的睡眠方式。可能是一个长时间的夜间睡眠，也可能是一个较短的夜间小睡与几个白天小睡的组合，或其他完全不同的组合。

美国建筑师和发明家巴克敏斯特·富勒（Buckminster Fuller）据说每天只睡2个小时。他创造了"马克松（dymaxion）"这个术语，指的是他每天4次，每次30分钟的睡眠。

据说达·芬奇（da Vinci）也遵循"都市人模式"的睡眠时间表。

我们都应该午睡吗？

最常见的双相睡眠模式是午睡，这种模式在西班牙文化中根深蒂固，一些商店和办公室在下午2点到5点关门。

午睡90分钟可以让你完成一个睡眠周期，所以当你醒来时会感觉精神焕发，20～30分钟的短暂午睡也是很好的提神方法。

在你尝试这些方法之前，你要知道，科学家们认为，从长远来看，多相睡眠（24小时内多次睡眠）是不可取的。

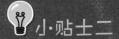

采用最佳睡眠姿势

自从人类从树上爬下来躺在地上睡觉，就一直在寻找最舒适的睡眠姿势。但是除了躺在床垫上，你的睡姿可能会干扰而不是改善你的睡眠。如果你醒来时身体感到疼痛，也许就该尝试一种新的睡姿了。庆幸的是，你可以训练自己用更好的姿势睡觉，这样就能获得更多睡眠益处。

美国国家睡眠基金会的一项调查显示，大多数美国人都是侧着睡的。然而，睡眠专家和按摩师所推崇的第一睡眠姿势是仰卧。接下来是侧着睡，趴着睡对身体最不利。

仰　卧

- 好处：保持脊柱和颈部处于中性位置，防止产生皱纹（没有东西压在脸上）。
- 坏处：打鼾。
- 膝盖下面放一个枕头可以为下背部提供额外的支撑。

在睡眠中，
成年人每小时会变换10~12次睡姿。

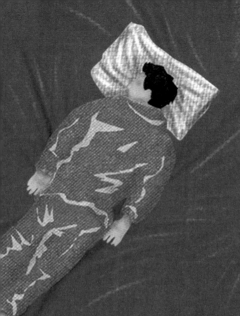

趴着睡

- 好处：缓解打鼾。
- 坏处：导致颈部疼痛，产生皱纹。
- 扁平的枕头有助于缓解颈部不适。

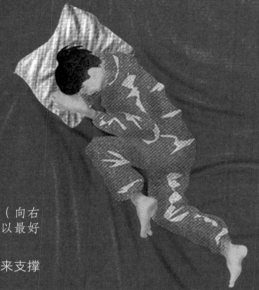

侧着睡

- 适合：孕妇。
- 坏处：皮肤松弛、烧心（向右侧睡会加重这种情况，所以最好向左侧睡）。
- 选择一个足够厚的枕头来支撑头部。

训练自己仰卧：

1. 多拿三个枕头。

2. 在膝盖下面放一个枕头。

3. 在身体两侧各放一个枕头。

4. 像往常一样去睡觉，你可能会发现入睡需要更长的时间，但很快你就不需要枕头了，你的身体也会从这种睡姿中受益。

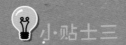

小·贴士三

打造舒适的卧室环境

由于我们一生中有三分之一的时间都在睡觉，所以睡在舒适的床上是最重要的，它反映了历史上每一次技术进步和时代风格。

公元前3600年

古代波斯人
水床——充满水的山羊皮
在夜间比较舒适。

公元前3100年到公元前300年

古埃及的斜坡床——当贫穷的埃及人在花坛上用棕榈叶铺床时，富人则享受着装饰华丽的床。这种床脚端设有踏板，以防床垫和床上织物滑落到地面。

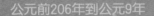

公元前206年到公元9年

中国古代的硬木床——西汉的床榻雕刻精美，虽然看起来感觉躺在上面根本睡不着觉，但却反映了中国人更喜欢硬床的理念。

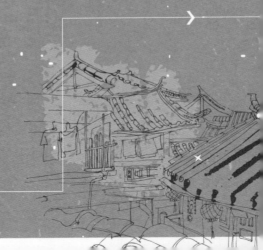

16世纪

箱形床的发明——字面上的意思是橱柜里的床，尽管是经过精心装饰和雕刻的床。

15世纪

床顶带幔子的床——不是我们今天所知道的四柱床，这些床的"床顶"和床头都有幔子，但是床垫可能填充了更奢侈的羽毛。最著名的是路易十四的413张床，其中大部分用金、银和珍珠装饰。

17世纪

日式床垫出现了——布料里填充了棉花和羊毛，在榻榻米床垫上面感觉更加柔软舒适。这样的设计便于卷起和收纳，"二战"后被引入西方。

公元500年到1500年

用绳子绑起来的木床——中世纪的穷人不得不睡在堆起来的兽皮和干草上，而较富裕的阶层则有一个木制的床架，上面用绳子绑着，用来支撑一个柔软但笨重的床垫。有时为了取暖和隐私，也会挂上幔子。

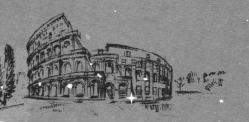

公元前785年至公元476年

古罗马柔软的床垫——富人用芦苇、羊毛、干草或羽毛填充床垫。

1865年

第一个弹簧床——德国发明家海因里希·威斯特法尔（Heinrich Westphal）为他的弹簧床申请了专利。可悲的是，他从未从他的发明成就中获益，最终死于贫困。

1895年

哈罗德百货公司（Harrods）售出了第一个现代化的水床。

1900年

詹姆斯·马歇尔（James Marshall）发明了内置弹簧床垫——现在这种弹簧仍然沿用他的名字（马歇尔弹簧），这些小而结实的金属意味着床垫不再笨重。

20世纪40年代

第一个充气床垫——随着硫化橡胶织物的发明，床垫变得更轻，更便携。

1929年

第一个乳胶床垫——邓禄普（Dunlopillo）是这种床垫的创始者，乳胶床垫在当时非常昂贵，最初只卖给英国皇室。

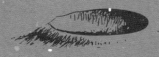

如今，像卡斯珀（Casper）这样的公司估值已经超过10亿美元，并以"可以装在盒子里的床垫"的包装引领时尚潮流。

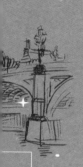

2000年

免翻床垫——这一高科技分层床垫不再需要每周或每月翻调。

20世纪60年代

现代版的水床出现了——最初源自旧金山。

20世纪70年代

美国宇航局发明了记忆泡沫床垫。

1974年

家用电动可调节床——在医院成功使用后，这种高度可调节的床被带到了卧室。

枕头的过去今生

如今，你可以从各式各样的枕头中进行选择——那些填充了羽毛或羽绒的枕头，那些填充了微珠或荞麦的枕头，以及用泡沫塑料制成的记忆枕头，这些枕头可以根据你头部的独特形状进行塑形。更重要的是，它们有各种各样的形状：从巨大的香肠状的孕妇枕到三角形枕头（非常适合在床上支撑你的身体）。但是你很快就会发现，枕头并不是天生就舒适的。

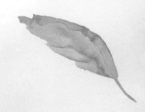

古美索不达米亚的石枕

这些枕头不是为了舒适而设计的，而是为了防止昆虫爬进睡眠者的嘴巴或耳朵里。

中国古代的玉枕

中国人虽然会做软枕头，但更喜欢硬枕头，因为硬枕头能带来智慧和健康，特别是玉，被认为可以提高智力，他们相信柔软的枕头会在睡眠时偷走身体的活力。

公元前7000年　　　　　　　公元前1046年到公元前256年

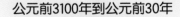

公元前3100年到公元前30年

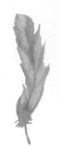

古埃及带装饰的硬枕头

这些枕头由大理石、象牙、陶瓷、石头和木头制成，上面雕刻和装饰着神灵的形象，据说是用来避邪的。

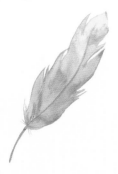

古希腊和古罗马的软枕头

最后，用芦苇、稻草或羽毛填充的布枕头
来到了这里，现代枕头的前身就是它。

日本艺妓的高枕头

为了避免弄乱她们精心设计的发型，艺妓
们必须学会睡在高枕头上，也就是箱枕。
尽管这个小小的垫子（用木头、瓷器和稻
草做成）放在脖子的底部，但它可能感觉
更像古老的石枕。

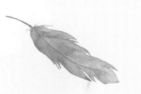

公元前1046年到公元前256年   1760年到1840年

500年到1500年

欧洲中世纪的稻草枕头

这种枕头变得越来越普遍，但是必须定期重
新填充，以应对老鼠和霉菌的损害。

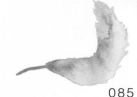

无处不在的软枕头

随着工业革命中技术的出现，
软枕头首次批量生产。

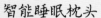

智能睡眠枕头

有些枕头的高度是可以调节的，这样你
就可以调整到完美的支撑水平；有些可
以播放音乐，夜间用内置传感器跟踪你
的睡眠；其他枕头——带监听麦克风
和马达，尽管都很小——如果你打鼾，
它们会轻轻推你一下；还有一些枕头可
以调节体温，因为凉爽的枕头可以帮
助你入睡。甚至还有一种机器人枕头，
可以同步你的呼吸，让你在准备睡觉
时放松，或者播放含有心跳声的音乐。

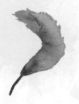

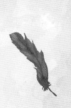

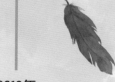

1750年到1840年　　　　　2018年

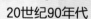

20世纪90年代

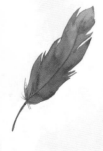

太空记忆枕

20世纪70年代，美国国家航空航天局（NASA）
发明了记忆泡沫，不久它就进入了人们的卧室。

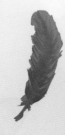

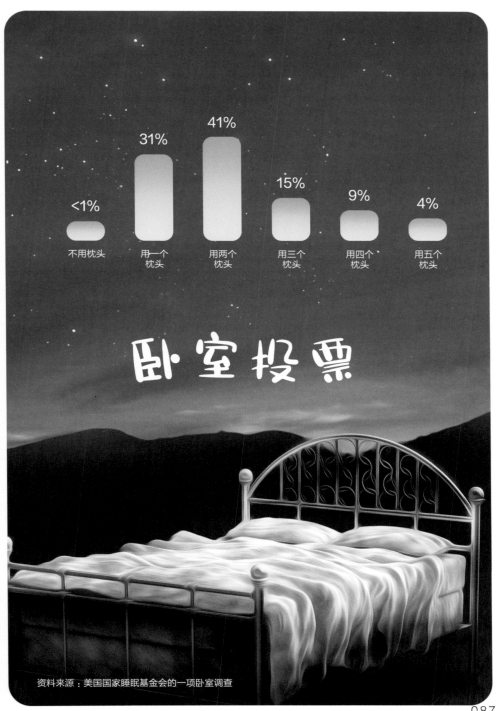

卧室投票

资料来源：美国国家睡眠基金会的一项卧室调查

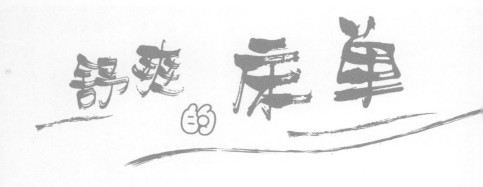

舒爽 的 床单

　　美国国家睡眠基金会2012年的一项研究显示，那些家居用品品牌试图在电视广告中向你推销永无止境的新鲜感，并非巧合，因为73%的人表示，他们在新床单上睡得更好。无论你是想熨平床单上的每一条褶皱（对某些人来说是有治疗作用的），还是只想使用方便的羽绒被，或者喜欢把一堆枕头垫得高高的，躺在刚洗过或刚换过的床单上休息，对许多人来说都具有催眠的效果。

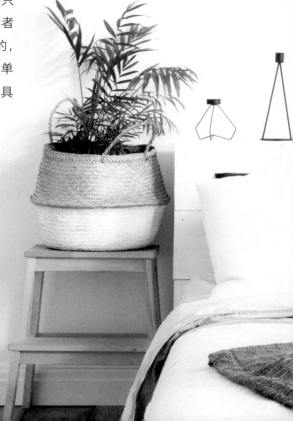

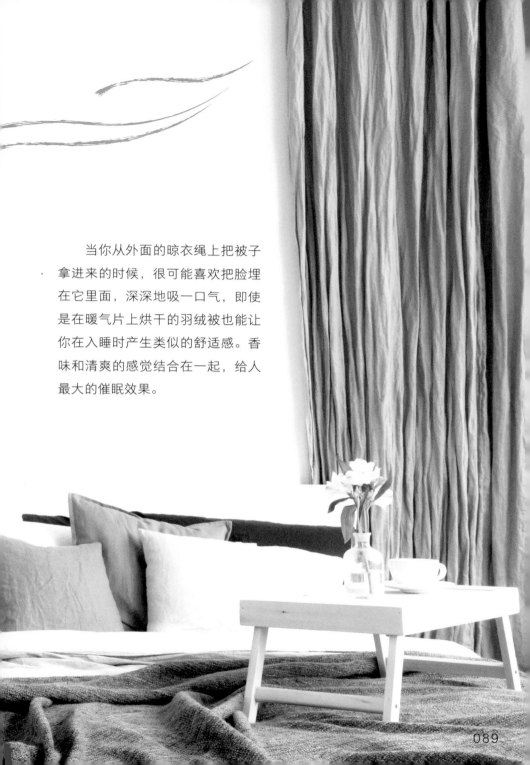

当你从外面的晾衣绳上把被子拿进来的时候，很可能喜欢把脸埋在它里面，深深地吸一口气，即使是在暖气片上烘干的羽绒被也能让你在入睡时产生类似的舒适感。香味和清爽的感觉结合在一起，给人最大的催眠效果。

请早上完成

	第一天	第二天	第三天	第四天	第五天	第六天	第七天
开始日期：__/__/__ 星期几：							
昨天晚上几点入睡：	PM/AM	PM/AM	PM/AM	PM/AM	PM/AM	PM/AM	PM/AM
今天早上几点起床：	AM/PM	AM/PM	AM/PM	AM/PM	AM/PM	AM/PM	AM/PM

昨晚我入睡得：

	第一天	第二天	第三天	第四天	第五天	第六天	第七天
很容易	☐	☐	☐	☐	☐	☐	☐
过了一段时间	☐	☐	☐	☐	☐	☐	☐
有困难	☐	☐	☐	☐	☐	☐	☐

我夜里醒来：

几次							
几分钟							

昨晚我一共睡了：

我的睡眠被……打断：
列出精神或生理因素，包括噪音、灯光、宠物、过敏、温度、不适、压力等。

当我醒来，我觉得：

	第一天	第二天	第三天	第四天	第五天	第六天	第七天
神清气爽	☐	☐	☐	☐	☐	☐	☐
比较精神	☐	☐	☐	☐	☐	☐	☐
很疲惫	☐	☐	☐	☐	☐	☐	☐

注：
记录下其他任何可能影
响你睡眠的因素（例如
女性月经周期）。

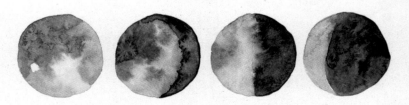

请晚上完成

开始日期：__/__/__ 星期几：	第一天	第二天	第三天	第四天	第五天	第六天	第七天
我在（早上/下午/晚上/没有）喝了含咖啡因的饮料							
早上 / 下午 / 晚上 / 没有							
我在（早上/下午/晚上/没有）至少锻炼了20分钟							
我今天吃的药是：							
打过盹儿？ 勾选一个	有 没有	有 没有	有 没有	有 没有	有 没有	有 没有	有 没有
如果有，持续了多久？							
白天，我在进行日常活动时打瞌睡的可能性有多大： 没有 / 轻微 / 中等 / 高							
一整天，我的心情都是……：非常愉快，愉快，不愉快，非常不愉快							
睡前2~3小时，我摄入了：							
酒精	☐	☐	☐	☐	☐	☐	☐
一顿大餐	☐	☐	☐	☐	☐	☐	☐
咖啡因	☐	☐	☐	☐	☐	☐	☐
什么也没有	☐	☐	☐	☐	☐	☐	☐

在睡前一小时，我的就寝前活动顺序包括：
列出一些活动，包括读书、使用电子设备、洗澡、做放松运动等。

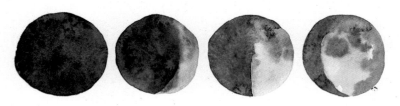

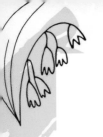
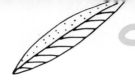

是什么扰乱了
你的睡眠？

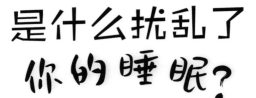

除了那些与生俱来的生理因素，你的睡眠质量以及你的睡眠时间取决于许多因素。幸运的是，这意味着你可以做些什么来控制你的睡眠时间，避免失眠。

- [ ] 睡前看电视
- [ ] 浏览社交媒体
- [ ] 明亮的灯光
- [ ] 晚上吃了巧克力
- [ ] 睡前查看或回复电子邮件
- [ ] 夜间育儿或照顾孩童
- [ ] 没有足够的时间放松
- [ ] 熬夜
- [ ] 喝咖啡或其他含咖啡因饮料

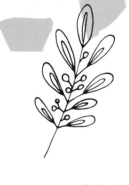

其中有多少
是你经历过的?

- [ ] 深夜健身
- [ ] 卧室温度太高
- [ ] 睡眠时间不固定
- [ ] 睡眠期间的噪音
- [ ] 睡前吃东西
- [ ] 压力太大
- [ ] 晚上喝酒
- [ ] 周末睡懒觉
- [ ] 忙得焦头烂额

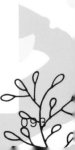

像斯堪的纳维亚人一样睡觉

睡觉前争夺羽绒被的战斗结束了！按照斯堪的纳维亚风格，准备两张羽绒被，而不是一张，这样睡眠更好，卧室更和谐。

任何被《界桥谜案》(*The Bridge*)或其他斯堪的纳维亚电视连续剧吸引住的人，可能都注意到了卧室背景的奇异之处，是两张而不是一张单人羽绒被放在了双人床上。这到底发生什么事了？

在瑞典、丹麦、挪威和芬兰等国家，每个人都有自己的羽绒被。拥抱的可能性总是存在的，但当涉及睡觉这件严肃的事情时，你可以舒服地躺下，睡个大觉，永远不用担心醒来时被晾在外面而浑身发冷——因为你的伴侣只是把他自己的被子卷走了。

一起睡觉的伴侣比单独睡觉的伴侣
睡眠被打断的概率高50%。七分之一的
英国夫妇分床睡。

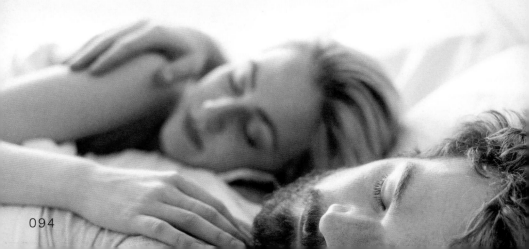

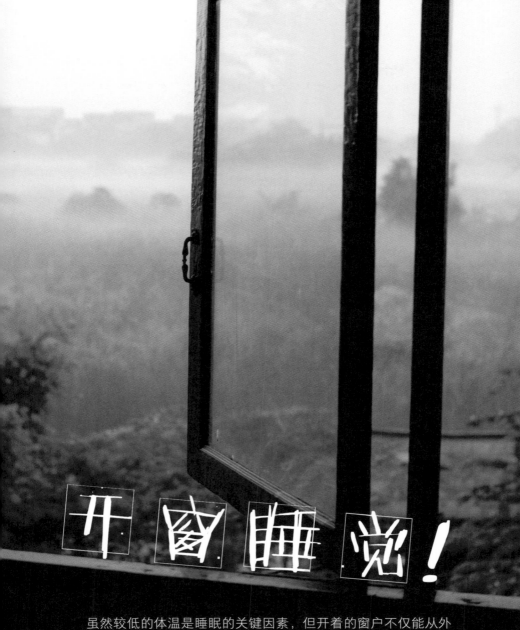

开窗睡觉！

虽然较低的体温是睡眠的关键因素，但开着的窗户不仅能从外面引入凉爽的空气，还能更好地平衡卧室里的二氧化碳。荷兰埃因霍温大学的一项研究表明，较低的二氧化碳含量与更好的睡眠质量

卧室设计

　　设计你的卧室，给睡觉创造一个最佳环境。只要做一些调整，你的睡眠质量就会有很大的不同。

　　• 降低温度或打开窗户。在入睡的过程中，核心体温的下降至关重要。

　　• 绿化空间。植物可以通过供氧、清除空气污染物和改变湿度，来改善你的睡眠环境。绿色的常春藤和芦荟是很好的选择，卧室里的任何植物都可以改善心情，舒缓压力。

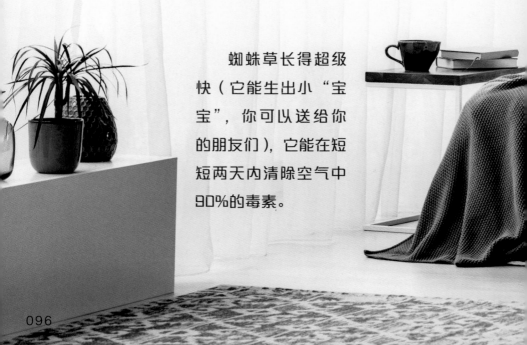

蜘蛛草长得超级快（它能生出小"宝宝"，你可以送给你的朋友们），它能在短短两天内清除空气中90%的毒素。

• 将一面墙涂成蓝色，用蓝色的窗帘或床上用品。柔和的蓝色呈现一种低饱和度，能够让你感觉舒缓和镇定。

• 用遮光窗帘或百叶窗（或戴上眼罩）弱化光线，以提醒你的大脑和身体，让它们知道天已经黑了，该睡觉了。

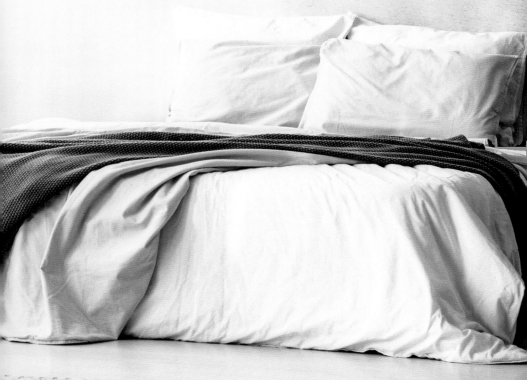

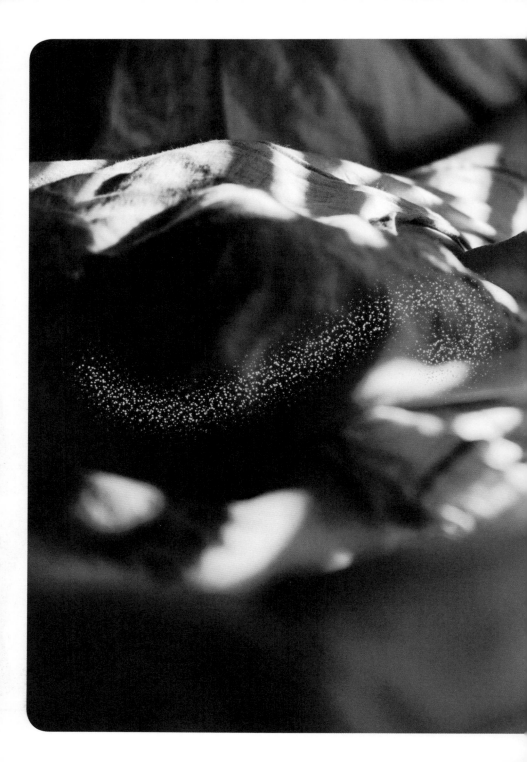

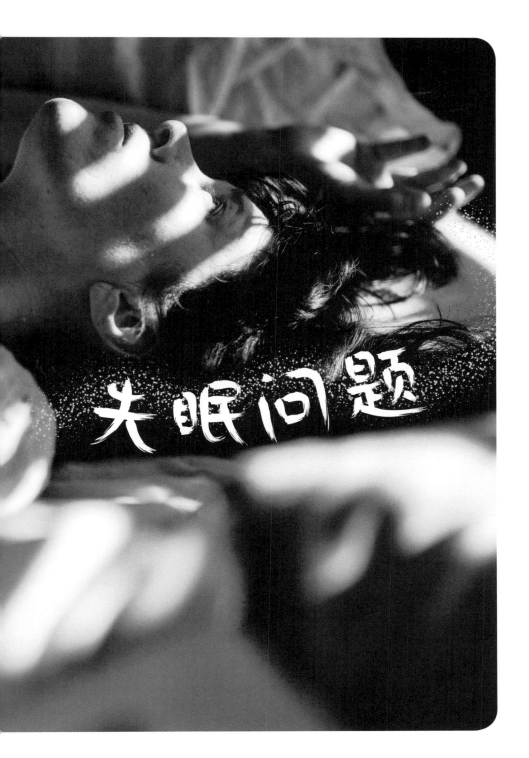

失眠问题

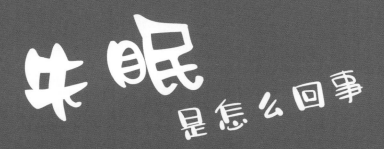

失眠是怎么回事

失眠症：

习惯性睡不着；无法入睡。

起源于17世纪早期：英语"Insomnia""失眠"这个词源自拉丁语，"nis"（失眠），"in-"（表示否定）+ "somnus"（睡眠）。

繁忙的现代生活伴随着睡眠不规律的夜晚，临睡前头脑中一直嗡嗡作响——"如果……第二天会怎样？"这种暂时的疲劳并不是失眠。如果你经常睡不着，医生就会诊断为失眠，他们所说的"经常"是指在三个月内每周有三个晚上睡不着。

英国一份就寝报告显示，几乎一半的英国人说，压力或担忧让他们晚上睡不着。

失眠背后两个最常见的因素是担忧和焦虑，这些情绪状况与你的身体对睡眠的自然需求背道而驰。它们会：

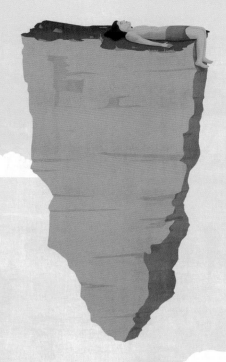

- 激活"战斗或逃跑"反应（fight or flight），体内应激激素激增（睡眠需要的是放松而不是警觉）。

- 提高新陈代谢，从而提高核心体温（需要降低体温才能入睡）。

- 促进大脑中产生情绪的区域的活动（这些区域需要断电以进入初始睡眠）。

　　失眠的其他原因是不良的睡眠习惯和药物。

　　更糟糕的是，失眠症患者最终得到的睡眠并不令人振奋：他们的深度非快速眼动睡眠没有那么深沉，而且他们的快速眼动睡眠也支离破碎。

　　找不到睡眠按钮？雄鸡报晓前就醒来？本章会给你列出十个睡好觉的妙招，包括制订睡眠计划，规律的锻炼，如何处理生活中琐碎的烦恼，以及如何从白天的劳累中放松下来。

睡眠不足会怎样

几项研究发现，失眠与阿尔茨海默症风险的增加之间存在联系。神经学家马修·沃克在他的《我们为什么要睡觉》一书中指出，睡眠障碍通常会先于阿尔茨海默症出现，它可能是阿尔茨海默症发展的一个警告信号。

阿尔茨海默症是大脑中淀粉样斑块积聚的结果，可能是睡眠不足导致淀粉样蛋白的积累。罗切斯特大学2019年的一项研究发现，深度非快速眼动睡眠有助于"深度清洁"大脑，清除淀粉样蛋白等有毒蛋白质。

沃克和其他人认为，一个残酷的循环可能会持续下去，睡眠不良会导致淀粉样斑块的形成，从而导致更多的睡眠问题和更多的淀粉样蛋白。或者，更积极地说，改善睡眠有助于更好地深层清洁大脑，从而降低患老年痴呆症的风险。

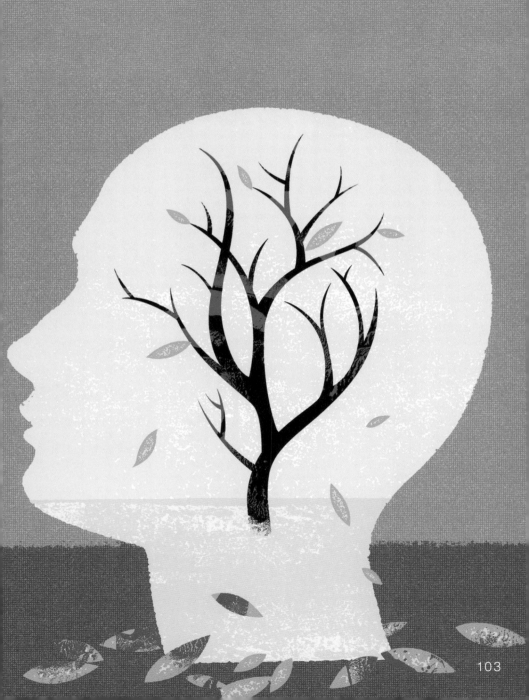

如果你不睡觉会怎么样？

难怪剥夺睡眠会被用作折磨人的一种手段——它会削弱一个人几乎所有的精力。

睡眠是如此基本的一种状态——它影响着整个身体一直到细胞水平，并使大脑恢复活力，以迎接新的一天。

完全缺乏睡眠的人情绪不稳定，不能准确地回忆信息，很难理解简单的指令，更不用说进行任何逻辑推理。在极端的情况下，会出现幻觉，通常还伴有自杀的念头。

一项研究表明，睡眠不足会使人承认他们实际上没有做过的事情的可能性增加一倍。

彻夜未眠

你是否曾经彻夜未眠，然后第二天还得去上班或上学？如果是这样的话，你会发现，一旦你挣扎着度过了新的一天的日出，你在早上并不会感觉那么糟糕，但下午却哈欠连连，昏昏欲睡，视线模糊，大脑一片混沌。

控制睡眠的孪生系统——昼夜节律和腺苷——有助于解释这一点。当腺苷水平在你的体内不断上升时，身体的节律会随着早上的高峰和下午的低谷而不断前进。下午晚些时候和晚上，睡眠的力量会迎面袭来，你很快就会进入睡眠状态。

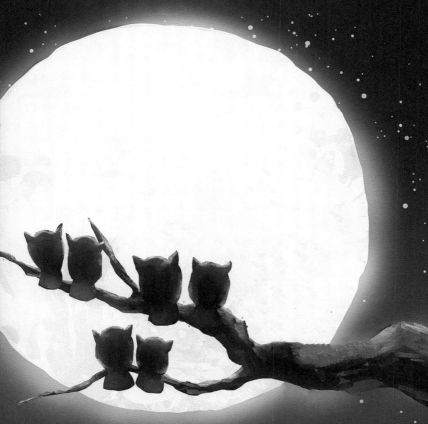

朋友聚会、深夜饮酒、健身、家庭聚餐……但你还是有足够的时间睡觉，对吧？但是，为什么星期天晚上睡得再香，周一早晨还是觉得头昏眼花呢？答案就是社交时差（social jet lag），也就是我们平时说的假期综合征。

当你的应酬与身体对睡眠的需求不一致时，就会出现"脑雾"（brain fog，大脑难以形成清晰思维和记忆的现象，在昼夜节律中因过度疲劳而产生的感觉）。脑雾会让我们失去原有的专注力，无法集中精神工作和生活，并且一直感到很疲惫，这就像你在两个时区之间切换（一个是由你的生物钟决定的，另一个是由工作和社交活动决定的）。

当然，周末睡懒觉也不全是坏事，对吧？一句话，是的。打乱你的生物钟（以及所有与之相关的事情）对健康没有任何好处。

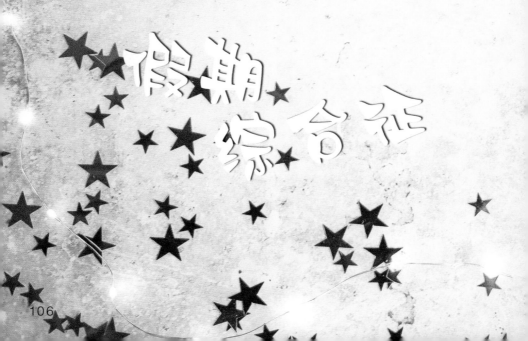

假期综合征

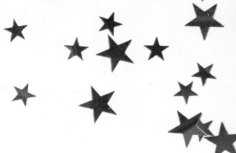

　　长期睡眠不足、与身体的自然节律不同步的模式，已被证明与心脏病、肥胖和糖尿病有关，更不用说对协调能力、记忆力和情绪反应的影响了。

　　要想避免自食其果，你就不要在派对上玩到天亮。研究表明，三分之二的人每周都会经历一个小时左右的社交时差，三分之一的人会经历两个小时或更长时间的社交时差。

　　怎样才能弥补睡眠不足呢？与其睡个懒觉，不如早点上床睡觉；如果做不到这一点，那就加个午睡。另外，白天多一点光线刺激，晚上少一点光线刺激，也有助于调整昼夜节律。

夜猫子更容易受社交时差影响

　　无论你是早睡型还是晚睡型，都会导致社交时差反应。在现代生活中，夜猫子通常表现最差，因为他们被迫在早上9点之前起床，而到了晚上11点，早睡型的人大多已经蜷在床上睡着了。如果雇主们考虑更灵活的工作时间（从上午11点到晚上7点可能是新的朝九晚五时间），夜猫子们可能会获得更充足的睡眠。

疲劳驾驶

睡眠不足的危险有很多，但最可怕或致命的莫过于开车时打瞌睡，哪怕只是一瞬间。

这种注意力不集中的后果要么是开车时完全睡着，要么是"微睡眠（microsleeps）"——短暂的睡眠（2~30秒），通常是在人们无意识的情况下发生的。你在旅行的时候有没有发觉自己在点头？那就是微睡眠，这些短暂的注意力不集中是大多驾驶事故发生的原因。

在微睡眠中，大脑没有任何反应——它对外界的任何刺激都没有反应——所以，事实上，微睡眠比在酒精影响下开车更危险，在酒精的影响下，大脑还能够看到世界，只不过反应更慢。

英国道路安全慈善机构表示，导致死亡或受伤的交通事故中，有六分之一与疲劳驾驶有关。而在美国，研究表明，大约每25名成年司机中就有1人在过去的30天内开着车睡着了。

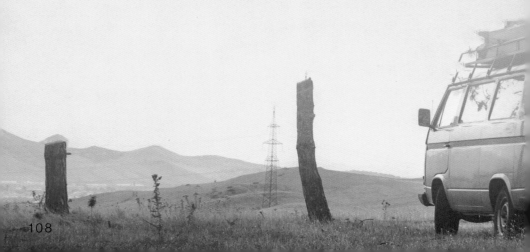

即使是时速30英里，哪怕是几秒钟的注意力不集中，都可能造成危险。高速公路的驾驶，以及类似这种单调的驾驶，导致了许多疲劳驾驶事故。这种情况在驾驶员身体最困的时候达到高峰——凌晨2点到6点，下午2点到4点。

更重要的是，如果你已经睡眠不足，也就无法判断自己到底有多累。例如，有谁会想到，连续10天每晚睡6个小时与连续24小时不睡觉对注意力的损害，实际上是一样的呢？

最好的建议是，如果你有点累了，就不要开车。如果开车的时候感到昏昏欲睡，就要随时停车。

司机早上6点开车时睡着的可能性

是上午10点的20倍。

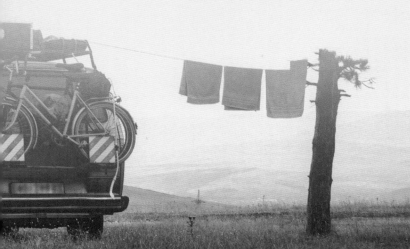

睡眠障碍

梦游、说梦话并不是夜晚唯一的怪异行为，下面是一系列的睡眠障碍，从单纯的奇怪到彻头彻尾的可怕。

睡眠抽搐（Hypnogogic jerks）

当你打瞌睡的时候，有没有因为肌肉抽搐或跳跃而醒来？这些神秘的抽搐常常伴随着一种坠落的感觉。

爆炸头综合征（Exploding head syndrome）

这种无害的情况并不像它的名字所暗示的那样可怕，它实际上是一种你入睡时听到巨大噪音（比如爆炸声或枪声）的感觉，没人知道是什么引起的。

睡眠瘫痪症（Sleep paralysis，俗称鬼压床）

通常在快速眼动睡眠期间，大脑会关闭你的身体，这样你就不能把梦付诸行动，但有时关闭这种麻痹状态的时间不同步，长达几分钟。可怕的是，你醒来的时候身体却不能移动或说话，有些人说有一种被压着的感觉。

快速眼动睡眠障碍（REM sleep disorder）

与睡眠瘫痪症相反，大脑无法麻痹身体，所以一个人可以把他们的梦表现出来——叫喊、拳打脚踢、从床上跳起来。

克莱恩—莱文综合征
（Kleine–Levin syndrome）

也被称为"睡美人"综合征，因为受影响的人可以一天睡23小时，一次睡几个星期。在短暂的清醒时刻，患者会表现出不寻常的行为，包括暴饮暴食、产生幻觉和性冲动。

睡食症
（Sleep–related eating disorder）

凌晨3点有人要吃豆子吐司吗？有这种情况的人会在睡觉的时候做饭和吃饭，醒来后却什么都不记得。

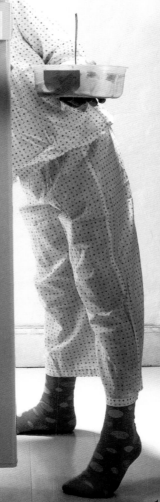

性别差异

一项美国调查发现，一般人需要7分钟才能入睡（睡眠潜伏期）。

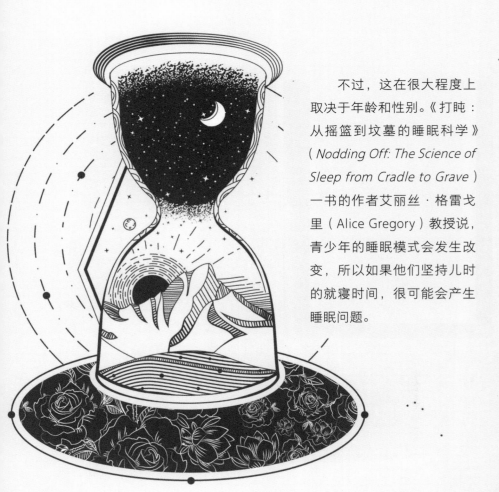

不过，这在很大程度上取决于年龄和性别。《打盹：从摇篮到坟墓的睡眠科学》（ *Nodding Off: The Science of Sleep from Cradle to Grave* ）一书的作者艾丽丝·格雷戈里（Alice Gregory）教授说，青少年的睡眠模式会发生改变，所以如果他们坚持儿时的就寝时间，很可能会产生睡眠问题。

随着年龄的增长，男性和女性的睡眠潜伏期都会增加。有证据表明，女性比男性更难入睡——尽管在某种程度上，这可能是因为女性更善于报告自己的症状。

快速入睡并不像看上去那么容易，所以如果你能在平均7分钟的时间里睡着，就做得很好了。

在南非，一项针对老年人的研究发现，女性的睡眠潜伏期比男性更长，每天会少睡20分钟，40%的女性更容易失眠。

无论你的性别是什么，抑郁和焦虑都与无法快速入睡有关。

睡眠中的男女不平等

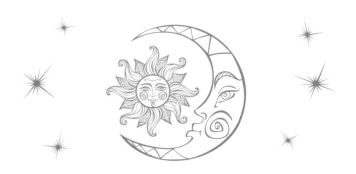

事实

女性的睡眠质量比男性差——失眠在女性中的发生率几乎是男性的两倍。这是否反映了男性不愿透露此类个人信息，目前还很难确定。众所周知，女性的激素周期与睡眠紊乱有关。

女性睡眠质量比男性差的
六个原因

- 激素（雌激素和黄体酮）波动较大，导致身体不适和体温变化。

- 焦虑和抑郁在女性中的发病率是男性的两倍。

- 怀孕及其相关的夜间不适。

- 对新生儿和幼儿承担更多责任。

- 令人不安的腿部综合征——女性遭受更多痛苦。

- 更年期会带来更多的激素分泌、潮热和盗汗。

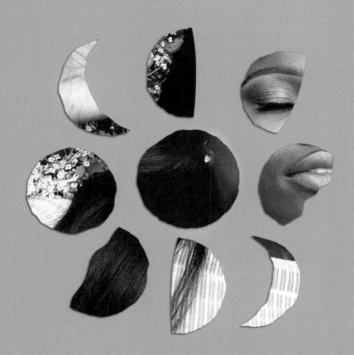

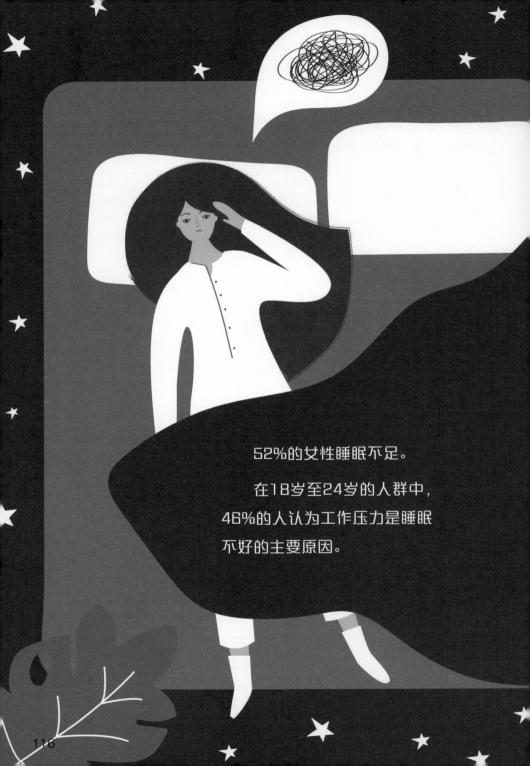

52%的女性睡眠不足。

在18岁至24岁的人群中，
46%的人认为工作压力是睡眠
不好的主要原因。

在65岁或65岁以上的妇女中，59%的人享有良好或非常好的睡眠。

民意调查机构（YouGov）代表Calm对4279名英国人和美国人进行的一项调查结果显示，女性"总是"睡不好的概率比男性高40%。

为什么男人总是嫌热，女人总是喊冷？

这是世界上最常见的场景—— 一个男人躺在床上，把羽绒被踢掉，而他的伴侣则依偎在被窝里，梦想着羊绒床罩。当外面很冷的时候，在床上依偎着一个"热水瓶"是很好的，但在夏天的时候，这样一个温暖的伴侣会让你睡不着。感知温度差异的背后有生物学上的原因——体型、新陈代谢和激素。也许斯堪的纳维亚人的做法是对的，用两个羽绒被就把事情搞定了。

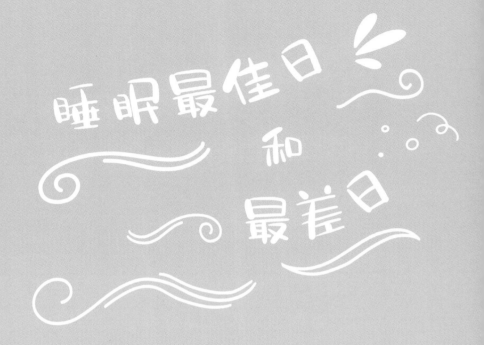

睡眠最佳日和最差日

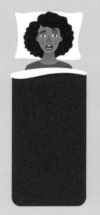

星期日46%

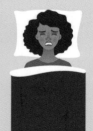

星期一17%

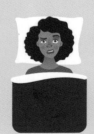

星期六9%

星期三9%

最近由Calm委托进行的一项民意调查发现，星期日也许是休息的日子，但似乎也是焦躁不安的夜晚。一项针对4279名美国人和英国人的调查显示，英国人星期日晚上的睡眠质量之差是其他任何一晚的三倍。相比之下，星期四似乎才是真正的休息之夜。临床心理学家、失眠专家史蒂夫·奥玛（Steve Orma）博士说，很多人星期日睡不好的最大原因是，周末他们打破了正常的睡眠规律。

星期四是一周中睡眠质量最好的一天，而星期日则恰恰相反，近一半的受访者称星期日是他们睡得最糟糕的一天。

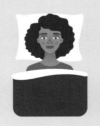 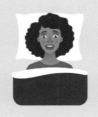 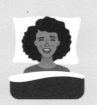

星期二8%　　　　星期五7%　　　　星期四5%

思绪洗牌

骗自己入睡

　　如果实在睡不着，那么加拿大认知科学家吕克·波多因（Luc Beaudoin）设计的这种被称为"思绪洗牌（cognitive shuffling）"的技巧可能会有所帮助。

　　这个技巧能让你随意想象物体，但不需要在它们之间建立任何联系，让大脑进入睡眠前的昏昏沉沉的状态，为进入睡眠做好准备。这样的想象可以让你的大脑平静下来，帮助你入睡。

　　1. 舒服地躺在床上。

　　2. 随便选一个字母。想象一个以那个字母开头的单词（由5个或更长字母组成），举个例子，"O"代表"ocean（海洋）"——想象一下坐在沙滩上盯着浩瀚的海水。想象场景，但不要开始编造故事或场景。接下来，想想另一个以"O"开头的单词——"orangutan（猩猩）、olive（橄榄）、oatmeal（燕麦）……"

　　3. 一旦你完成了"O"列表，就可以继续"C""E""A""N"了。一些人在几分钟内就睡着了，而另一些人则需要20分钟才能进入梦乡。

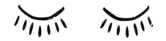

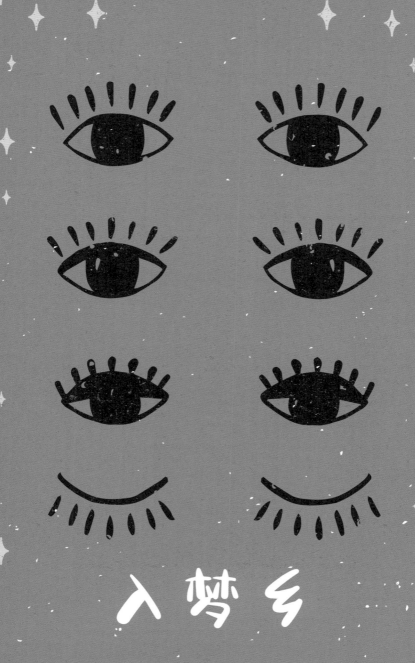

入梦乡

助眠饮品

你知道哪些饮料
可以帮助你入睡吗？

这些精心制作的草药可以使你放松，创造一个平静的睡前体验。一些茶含有镇静剂，如缬草或洋甘菊，而另一些茶则含有减压的柠檬香油或西番莲，还有一些可以治疗疾病，比如消化不良（含有薄荷或茴香），这样你的身心就能集中精力睡觉了。

也就是说，喝一杯茶（双手抱着杯子）是一种让人非常放松的行为，它本身就有足够的力量来帮助大脑平静，为睡眠做准备。

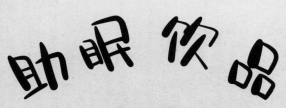

洋甘菊茶

科学家们仍在试图分析洋甘菊的哪种成分能起到镇静的作用，但几个世纪以来，它的作用已经被人们所熟知。让洋甘菊花最多浸泡10分钟，以最大限度地获取味道和效果，并在睡前30分钟享用。在给老人、小孩、孕妇提供这些饮料之前，一定要咨询医生。

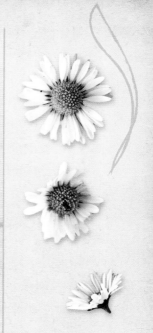

顶级睡前茶

- 洋甘菊茶
- 茴香茶（非常适合疝痛婴儿）
- 缬草茶
- 柠檬香油茶
- 西番莲茶
- 柠檬草茶

- 姜茶
- 薄荷茶
- 玫瑰红茶
- 蜜树茶
- 路易波士茶
- 罗勒茶

黄金牛奶

由牛奶、胡椒、姜黄、肉桂、蜂蜜混合制作，含有从姜黄中提取的有益的姜黄素，可以防止睡眠不足的影响。

- 240毫升你最喜欢的牛奶

- 半茶匙姜黄粉

- 1/4茶匙肉桂粉

- 一小撮磨碎的黑胡椒粉

- 一小撮磨碎的生姜

- 辣椒粉（可选；如果你喜欢的话）

- 半茶匙你最喜欢的甜味剂，糖或蜂蜜

只需将所有原料放在一起，在料理机中搅拌，然后在平底锅中用小火加热。

助眠

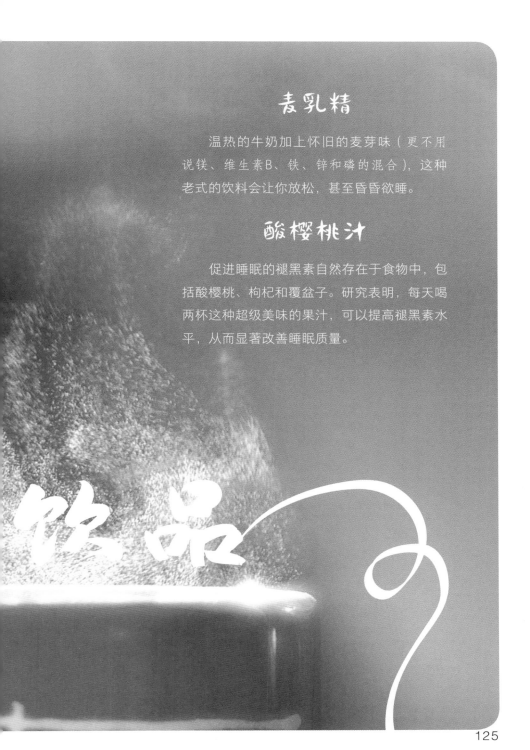

麦乳精

温热的牛奶加上怀旧的麦芽味（更不用说镁、维生素B、铁、锌和磷的混合），这种老式的饮料会让你放松，甚至昏昏欲睡。

酸樱桃汁

促进睡眠的褪黑素自然存在于食物中，包括酸樱桃、枸杞和覆盆子。研究表明，每天喝两杯这种超级美味的果汁，可以提高褪黑素水平，从而显著改善睡眠质量。

饮品

睡眠俗语

睡得像头猪；打盹儿；熟睡；

睡着了；睡过头；打瞌睡；

睡得死沉；开夜车；熟睡的人；

一沾枕头就睡着；睡觉很轻的人；

辗转难眠；过分地消耗精力；

以下哪个短语最能描述你自己的睡眠？

沾枕头就着？还是辗转反侧？

像婴儿一样安睡；睡懒觉；

睡个好觉；打个盹儿；睡会儿觉；

睡得不省人事；上床睡觉；

辗转反侧；困得睁不开眼睛；

过度担忧而失眠。

小·贴士四

巧用助眠小妙招

有时也被称为睡眠卫生（sleep hygiene），这些小步骤可以使你的睡眠体验与众不同。

1 制订睡眠计划

每天在固定的时间睡觉和起床，包括周末。如果你喜欢午睡，不要推迟到下午3点以后。

2 每天出去走走

白天让自己暴露在充足的阳光下，以帮助调整你的身体内置的生物钟。

3 降一下温

晚上洗个澡（它会让你觉得暖和，但实际上有助于降低你的核心体温），把你卧室的暖气温度调低到16~18摄氏度之间。

4 锻炼身体

有规律的锻炼确实会让你产生疲惫感，但把它留到晚上很晚才做，会产生相反的效果，千万不要在睡前3小时内锻炼。

5 检查你的咖啡因摄入量

咖啡因会干扰你身体的自然睡意。如果你对咖啡因很敏感，就不要食用含咖啡因的饮料和巧克力。

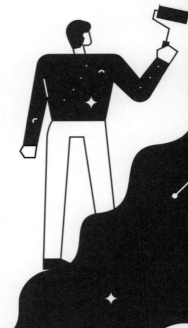

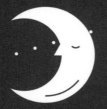

6

调暗灯光

晚上避免明亮的灯光，特别是LED设备的蓝光，暗光有助于你的身体分泌褪黑激素。

7 放下烦恼

床边的笔和本可以让你写下烦恼或紧急的事，有助于你放松身心，专注于入睡，而不是担心明天。

8

睡前不喝酒

睡前不喝酒——睡前喝酒会影响你的深度睡眠，醒来时觉得没精打采。

9

安排无屏幕时间

如果你需要查看电子邮件或快速浏览社交媒体，确保你最后一次看手机的时间是睡前1～2小时，保持睡前的最后几个小时是神圣不可侵犯的。

10 放松

找到对你减压有效的方法：可以是冥想，呼吸练习，听播客，一个睡前故事或者是读一本好书。

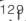

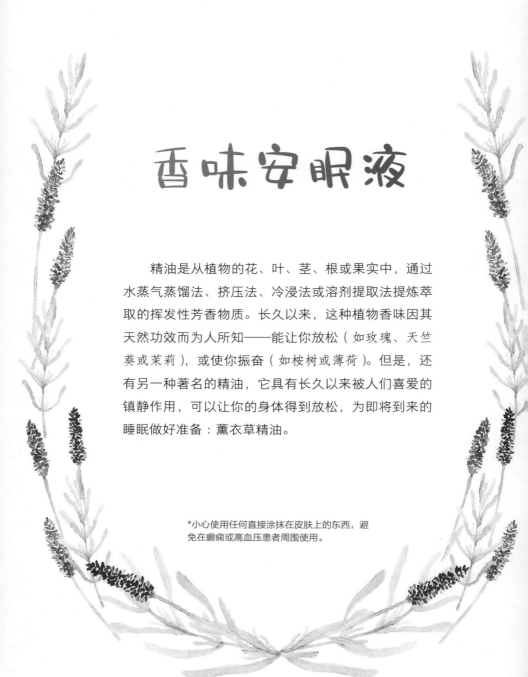

香味安眠液

精油是从植物的花、叶、茎、根或果实中，通过水蒸气蒸馏法、挤压法、冷浸法或溶剂提取法提炼萃取的挥发性芳香物质。长久以来，这种植物香味因其天然功效而为人所知——能让你放松（如玫瑰、天竺葵或茉莉），或使你振奋（如桉树或薄荷）。但是，还有另一种著名的精油，它具有长久以来被人们喜爱的镇静作用，可以让你的身体得到放松，为即将到来的睡眠做好准备：薰衣草精油。

*小心使用任何直接涂抹在皮肤上的东西，避免在癫痫或高血压患者周围使用。

让故事大师斯蒂芬·弗莱（Stephen Fry）带你在普罗旺斯的薰衣草田里进行一次平静的旅行吧。别忘了深呼吸。

你甚至在看到它之前就会闻到它，这种独特的香气充满你的鼻腔，渗入你的感官，立刻变成一种柔和的香味。你深吸一口气，吸入和呼出这朵花状的云，此时，某种无法解释的东西在你身上掠过。慢慢地，你会觉得你的身体开始释放被压抑的紧张感，你的呼吸变得深沉、从容、平静。当你慢慢地、温柔地开始放松时，那些深深的皱纹一个接一个地在你紧皱的额头上展开。这就是薰衣草的香味。

——史蒂芬·弗莱，
《蓝金》（Blue Gold）

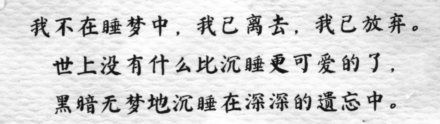

我不在睡梦中，我已离去，我已放弃。
世上没有什么比沉睡更可爱的了，
黑暗无梦地沉睡在深深的遗忘中。

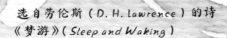

选自劳伦斯（D. H. lawrence）的诗
《梦游》（*Sleep and Waking*）

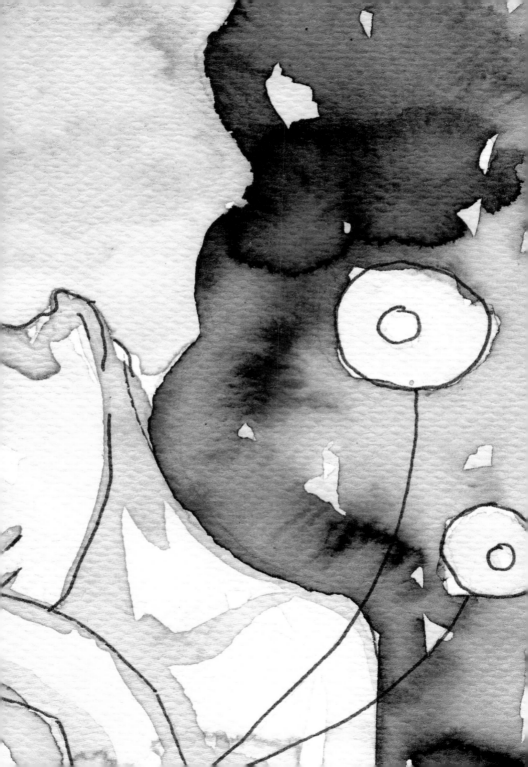

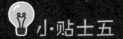

认知行为疗法

西蒙·考威尔（Simon Cowell）曾经求助于催眠师保罗·麦肯纳（Paul McKenna）；詹妮弗·安妮斯顿（Jennifer Aniston）听从过阿丽安娜·赫芬顿（Arianna Huffington）的建议；金·凯特拉尔（Kim Cattrall）尝试过用认知行为疗法（简称CBT）治疗失眠。除了养成良好的睡眠习惯和处理烦恼之外，还有什么其他方法可以治疗失眠症呢？

认知行为疗法

认知行为疗法可以改变任何导致失眠的无益想法或行为。

睡眠限制疗法——这听起来有悖常理，但这项计划通过限制你的睡眠，使你变得越来越累（有计划的轻度睡眠剥夺），避免在床上辗转反侧成为一种习惯。一旦睡眠改善，睡眠时间就会增加。

刺激控制疗法——这种策略只允许在卧室里进行某些活动（睡眠和性），从而有助于在卧室和睡眠之间建立一种联系，它也会涉及固定的就寝时间和起床时间。

放松训练——无论你是花2分钟做一套减缓心跳的动作，还是听一段引导式冥想，都可以让你的身心平静下来，为睡眠创造合适的条件。

催眠术或催眠疗法——不管是为了放松而使用这个技巧，还是为了在你的头脑中植入更好的睡眠建议，只需要几次就能显示出效果。你会进入一种恍惚的状态，听从治疗师的语言暗示，有些人甚至会在治疗过程中就睡着了（我保证不需要摆动怀表）。

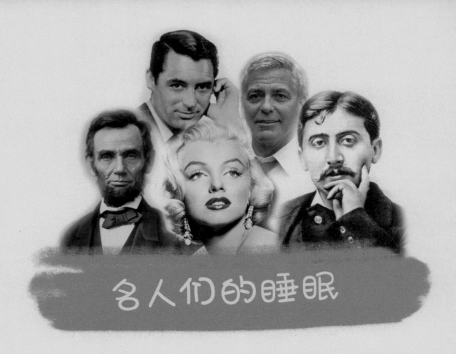

名人们的睡眠

　　失眠症是一视同仁的，它会破坏任何人的睡眠，不管你是不是名人。名人也免不了要为那些让他们夜不能寐的琐事操心，事实上，名人们的工作安排通常与我们所知道的有助于睡眠的事情并不一致。

著名的失眠症患者

亚伯拉罕·林肯（Abraham Lincoln）	麦当娜（Madonna）
阿丽安娜·赫芬顿（Arianna Huffington）	马塞尔·普鲁斯特（Marcel Proust）
比尔·克林顿（Bill Clinton）	玛丽莲·梦露（Marilyn Monroe）
加里·格兰特（Cary Grant）	拿破仑·波拿巴（Napoleon Bonaparte）
乔治·克鲁尼（George Clooney）	普林斯（Prince）
希斯·莱杰（Heath Ledger）	蕾哈娜（Rihanna）
吉米·亨德里克斯（Jimi Hendrix）	西蒙·考威尔（Simon Cowell）
嘎嘎小姐（Lady Gaga）	文森特·梵高（Vincent Van Gogh）

　　只有1.5%的坦桑尼亚哈扎族人和2.5%的纳米比亚桑族人表示，他们经常有入睡或嗜睡的问题。

　　两组人的语言中都没有"失眠"一词。

心不静，
则
卧不安。

夏洛特·勃朗特
（ CHARLOTTE BRONTË ）

练习静心呼吸

因为睡不着觉而感到紧张？然后转向古老的瑜伽练习，发现"暂停"的价值，你可以练习这种呼吸，也被称为"屏息（kumbhaka）"。它可以让你放松，在睡前练习，有助于你快速进入睡眠状态。简单地聆听一下呼吸的自然节奏，可以让你进入一种深度放松的状态——当你有目的地呼吸时，它甚至会减慢你的心率。睡前做这个动作，你就会发现睡着变得更容易。

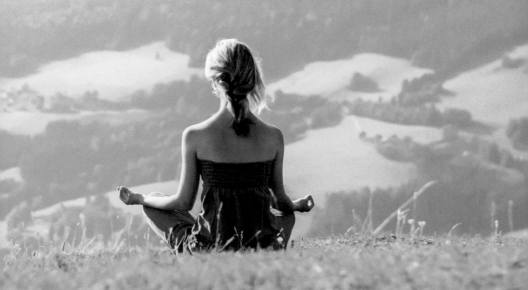

吸气数到4，

屏住呼吸数到4，

呼气数到8，

重复30分钟。

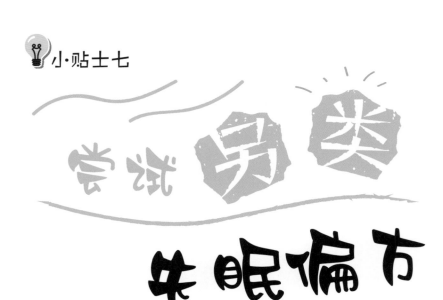

小·贴士七

尝试另类

失眠偏方

纵观历史，睡眠不足促使绝望的失眠症患者尝试各种不同的治疗方法。以下是一些比较不寻常的，来自You Gov的调查。

 **1 睡鼠油**

用它来摩擦脚底（可追溯到罗马时代，在英国伊丽莎白时代重现）。

2 炸生菜

（传统的法国偏方）

3 海参内脏

睡前吃
（日本传统偏方）

4 用狗的耳垢摩擦牙齿

（意大利文艺复兴时期推荐）

5 去势野猪的胆汁

放在药水里喝（显然在中世纪风靡一时，当时它还被用作麻醉剂）。

6 让你的床朝北绝对管用

（查尔斯·狄更斯发誓）

7 黄肥皂

在维多利亚时代的英国，你可以在头发上涂上黄色的肥皂，然后用餐巾很自然地把头发扎起来！

8 毒莴苣浓汁

从野生莴苣中提取，古埃及人放在酒中饮用。

9 肉桂香蕉茶

今天有些人提倡将其作为天然的助眠剂。

10 脚趾弯曲或展开

一种既能让人放松又能让人犯困的运动。

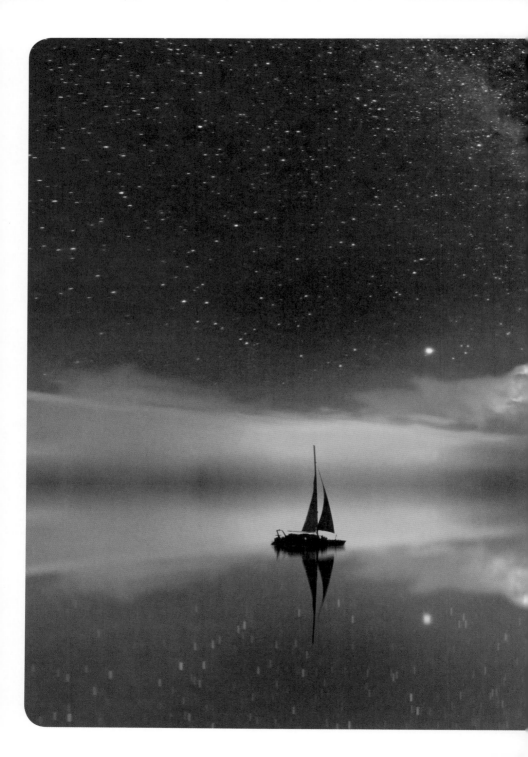

梦的世界

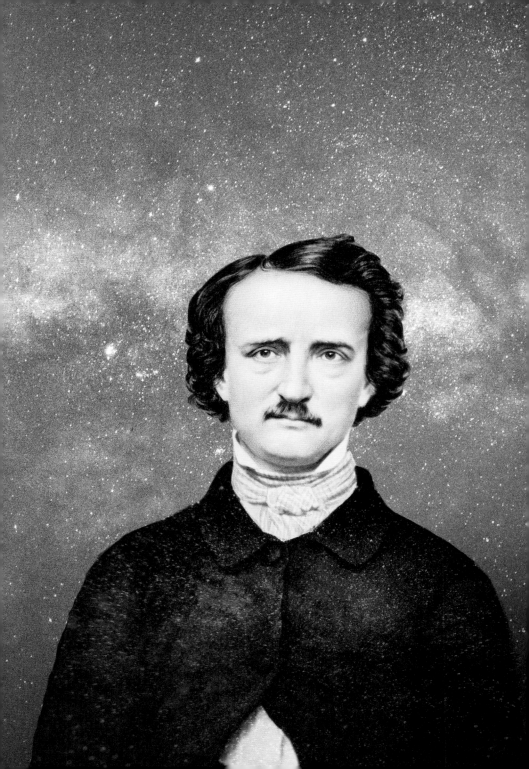

不管我们曾经是什么，
现在看来
都不过是梦中梦。

埃德加·爱伦·坡（Edgar Allan Poe）的诗
《梦中之梦》（A Dream Within a Dream）

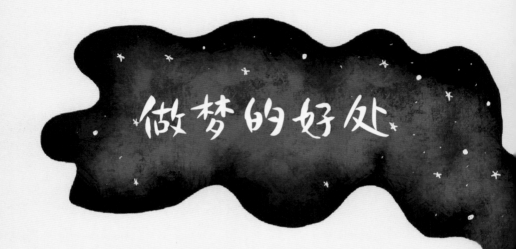

做梦的好处

这是件奇怪的事。有没有想过，为什么我们每天长时间处于无意识状态？在你每晚的睡眠周期中，你是完全脆弱的。科学家们认为，夜间做梦的幻觉也有作用。

我们很容易将非快速眼动睡眠和快速眼动睡眠这两种睡眠类型区分开来。当然，恢复性慢波非快速眼动睡眠一定比快速眼动睡眠更重要吗？所有的睡眠都是至关重要的。虽然早期的睡眠周期将非快速眼动作为核心，但随着我们进入夜间的睡眠，快速眼动期会逐渐变长。

最近的研究表明，快速眼动睡眠——我们做最难忘、最生动的梦的时间——对学习、记忆和创造性思维至关重要。

梦中疗伤

在快速眼动睡眠中，大脑处理情绪的部分比清醒时活跃30%。这样一个超级情绪化的大脑，再加上逻辑和理性思维中的断电部分，有利于我们的情绪和心理健康。

马修·沃克在他的书《我们为什么要睡觉》中说："快速眼动睡眠提供了一种夜间治疗……让你从白天经历的困难的、情绪化的事件中摆脱痛苦的刺痛，在第二天早上醒来时提供情绪上的解决方案。"

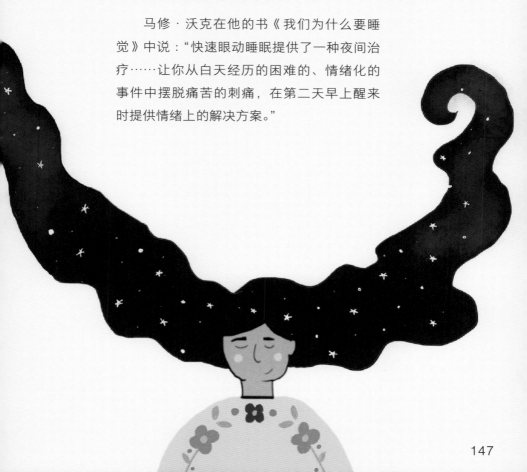

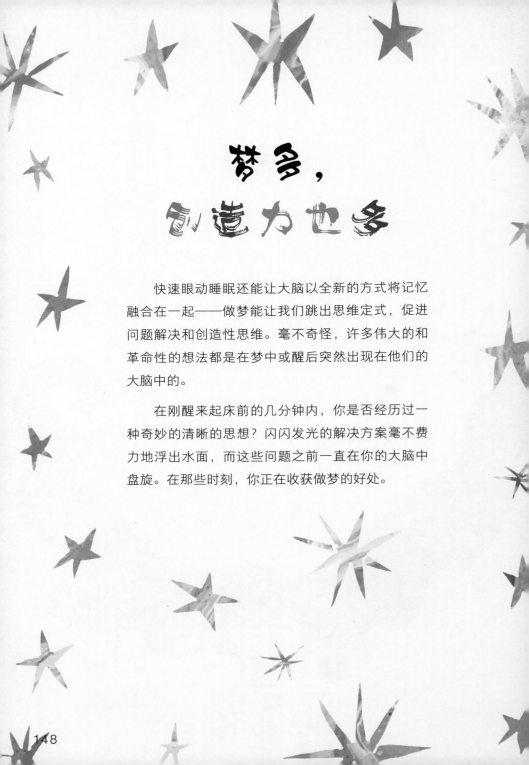

梦多，
创造力也多

　　快速眼动睡眠还能让大脑以全新的方式将记忆融合在一起——做梦能让我们跳出思维定式，促进问题解决和创造性思维。毫不奇怪，许多伟大的和革命性的想法都是在梦中或醒后突然出现在他们的大脑中的。

　　在刚醒来起床前的几分钟内，你是否经历过一种奇妙的清晰的思想？闪闪发光的解决方案毫不费力地浮出水面，而这些问题之前一直在你的大脑中盘旋。在那些时刻，你正在收获做梦的好处。

一个晚上很难解决的问题，

经过睡眠委员会处理后，

早晨就解决了，

这是一个普遍的经验。

——约翰·斯坦贝克
（John Steinbeck）

世界睡眠日

时间：每年春分前的星期五
（3月中旬）

发起人：世界睡眠协会的世
界睡眠日委员

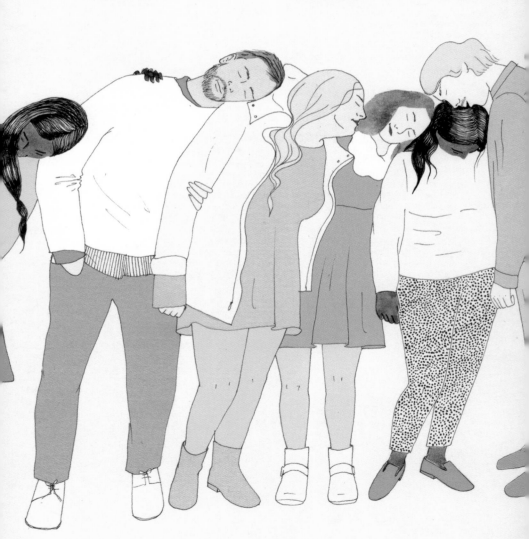

原因：强调睡眠的重要性，
以及睡眠的相关议题。

遵循世界睡眠日
去发现这个世界是如何庆祝
万物沉睡的。

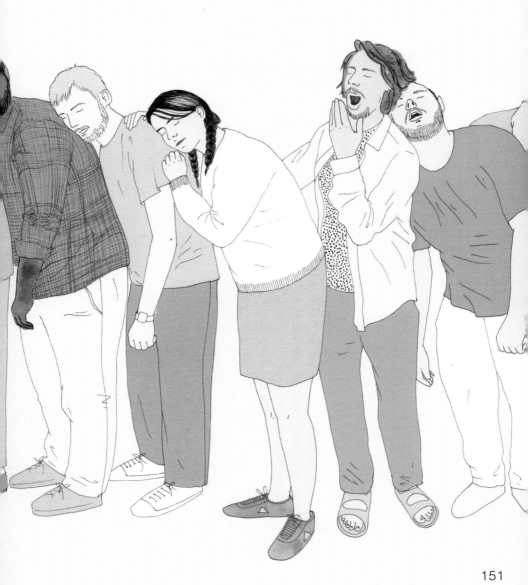

梦 的 理论家

自古以来，人们就想知道更多关于梦的神秘状态。下面是各种各样的现代思想，用来解释我们为什么会做梦。

西格蒙德·弗洛伊德（Sigmund Freud, 1856~1939）

精神分析学派的创始人西格蒙德·弗洛伊德将梦作为一种愿望实现的形式——被压抑的欲望可以在梦中表现出来，而不用担心是否被接受。也许因为他生活在性压抑的年代，弗洛伊德的思想主要集中在欲望上。

卡尔·荣格（Carl Jung, 1875~1961）

荣格曾是弗洛伊德的学生，他打破了弗洛伊德的思想局限，走上了一条不同的道路，他相信梦所揭示的比所掩盖的要多。在荣格看来，梦是想象力的一种自然表达，通过一系列的符号和隐喻可以看出来。他还提出，梦将有意识和无意识的思想整合起来。

安蒂·雷文索（Antti Revonsuo, 1963~　　）

芬兰心理学家和神经学家，以其梦境"威胁模拟理论"而闻名。基于快速眼动睡眠和"战斗或逃跑"反应之间的相似性，他认为梦是现实生活中逃避威胁的预演。你在梦中所做的工作能保证你在清醒时的安全。

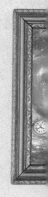

如果大海的暗处没有潜伏的怪兽，它会像什么？就像一场没有梦的睡眠。

——沃纳·赫尔佐格（Werner Herzog）

艾伦·霍布森（J. Allan Hobson, 1933~　　）和罗伯特·麦卡利
（Robert McCarley, 1937~2017）

20世纪70年代，这两位精神病学家提出了所谓的"激活—合成
假说（the activation-synthesis hypothesis）"，这在当时是一个革命
性的观点，认为梦只是大脑随机电波的结果。这个理论认为，梦没
有意义，但是清醒的大脑试图在没有意识的情况下编故事。

我注意到，梦和做梦者本人一样简单或一样复杂，
只是梦总是比做梦者的意识要超前一点点。

——卡尔·荣格

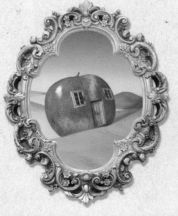

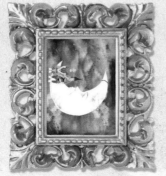

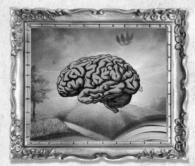

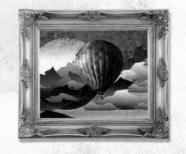

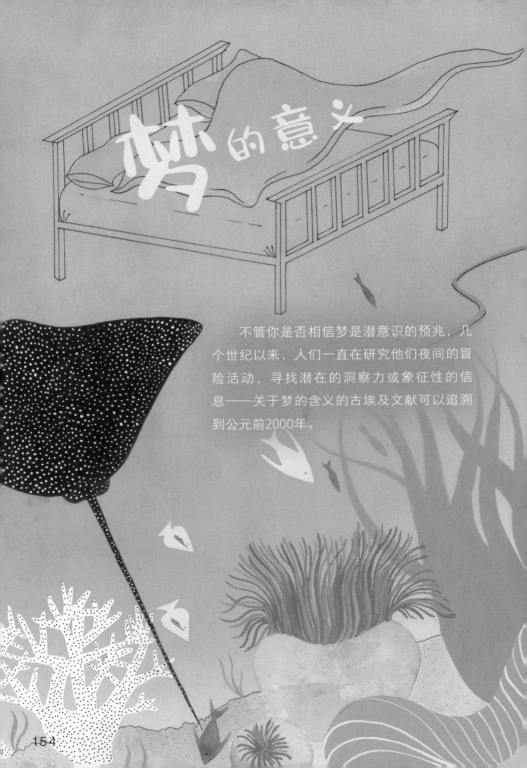

梦的意义

不管你是否相信梦是潜意识的预兆，几个世纪以来，人们一直在研究他们夜间的冒险活动，寻找潜在的洞察力或象征性的信息——关于梦的含义的古埃及文献可以追溯到公元前2000年。

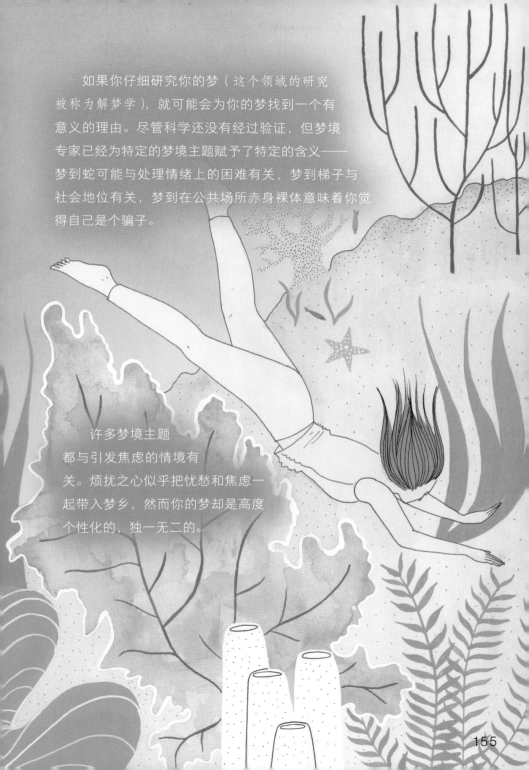

如果你仔细研究你的梦（这个领域的研究被称为解梦学），就可能会为你的梦找到一个有意义的理由。尽管科学还没有经过验证，但梦境专家已经为特定的梦境主题赋予了特定的含义——梦到蛇可能与处理情绪上的困难有关，梦到梯子与社会地位有关，梦到在公共场所赤身裸体意味着你觉得自己是个骗子。

许多梦境主题都与引发焦虑的情境有关。烦扰之心似乎把忧愁和焦虑一起带入梦乡，然而你的梦却是高度个性化的，独一无二的。

十大常见 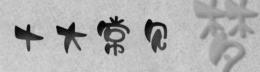梦境

2016年美国的一项调查提出了以下常见的梦境主题。
有多少人与你产生了共鸣？

如果一个反复出现的梦随着时间的推移而改变，
或者完全消失，
这很可能是问题已经解决的迹象。

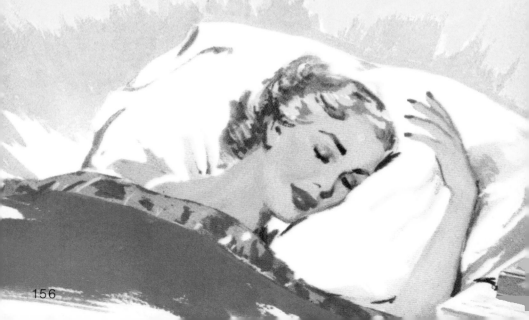

1. 坠落

2. 被追逐

3. 对考试或重大事件没有做好准备

4. 回到学校

5. 飞行

6. 和不应该的人发生性行为

7. 遇到一个在现实生活中死去的人

8. 死亡

9. 牙齿掉光了

10. 迷路

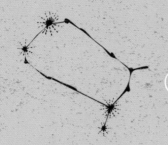
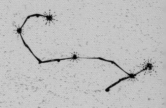

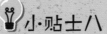 小·贴士八

记录你的梦

梦可以丰富我们看世界的方式，帮助我们解决问题，带来更清晰的视角。通过记录梦境的细节来更好地了解自己，并与潜意识中的想法和感受建立联系。

1. 在刚醒来时记录——在床边放上一本日记和一支笔，醒来后立即记录下你的梦境。如果你匆忙写下的笔记需要稍后誊写，不要担心，重要的是在醒来后尽快记下细节。

2. 要有耐心——如果你几乎想不起梦中的任何细节，不要担心。写下你所记得的，即使它看起来是一个奇怪的细节——也许只是一种感觉或一种颜色，你只要敞开心扉即可。

3. 每天记录——把这种练习变成一种习惯。这么做可以帮助你更容易记住你的梦，更重要的是，它们会提供新的见解和新的视角。

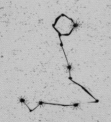

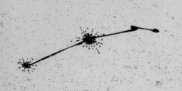

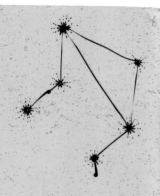

4. 具体化——把细节写下来，即使它们看起来并不重要，一个看似琐碎的细节有时可以打开更多的记忆之门。

5. 允许奇怪的部分——梦本来就是奇怪的。不要在间隙中虚构情节，创造一个情节或迫使它有意义，把你记得的写下来就行了。

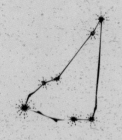

6. 使用你自己的风格——以你喜欢的任何形式写作——可以是要点标记、叙事散文、意识流或图片。享受这个过程，给自己5~10分钟的时间，在这段时间内尽你所能地记录。

7. 起一个标题——花点时间总结你的梦想，给它一个标题，这一步可以让你在开始新的一天之前结束昨晚的梦。

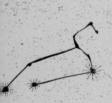

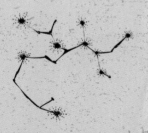

梦之备忘录

日期 _____

你梦见了谁?

你梦里还有谁?

你在哪里? 看起来是什么样子的?
你在干什么?

你是如何与环境和他人互动的？

你注意到了什么符号、物体、动物、颜色、形状和纹理？

你在想什么？你当时有什么感觉？

闭上你的眼睛。深吸一口气，为你的梦想出一个标题（请在你记录完以上所有细节后才这样做）：

梦的奇异世界

很多梦都很奇怪，甚至是彻头彻尾的怪异。当你闭上眼睛的时候，你可以在夜间幻想自己成为某种超级英雄——你可以飞翔，在水下呼吸，在摩天大楼之间跳跃，或者放慢时间的脚步——这一切看起来都很正常。

但是什么让这些转瞬即逝的夜晚片段如此不真实呢？在黑暗的时候，大脑的活动模式会发生变化——某些部分变得更加活跃，而其他部分则变得安静或完全关闭。

在做梦的过程中，我们无法再获取生活事件的记忆，尽管我们仍然可以获取关于人和地方的一般记忆。大脑变得超级情绪化，同时，控制决策能力的理性也随之下降。因此，我们的想象力可以不受逻辑或推理思想的影响而任意驰骋——不真实的东西可能比比皆是。

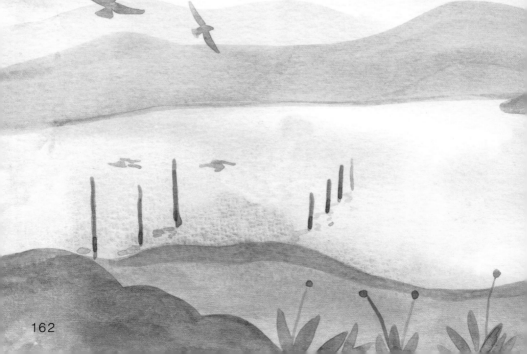

研究表明，有些人比其他人更容易做噩梦。一种理论认为，那些经常做噩梦的人在醒着的时候会有更大的同理心，这种高度的敏感性让他们在梦境和现实生活中都具有创造力。表象训练（Imagery rehearsal training）——让一个人重写他们的噩梦，给它一个更快乐的结局，并在每次睡觉前最大限度地增加他们的想象力。

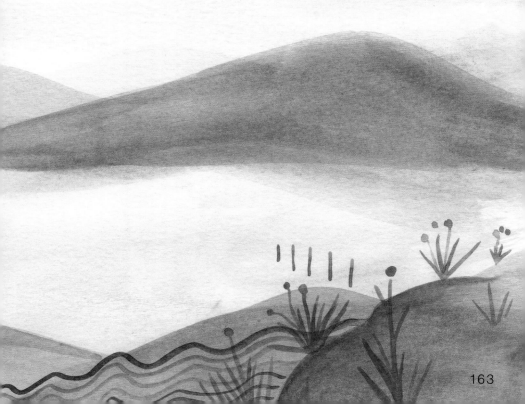

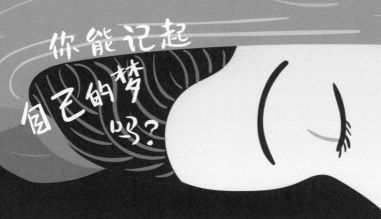

你能记起自己的梦吗？

每个人都做梦，有些人可能每天醒来都会想起自己做的梦，而另外一些人几乎什么都记不住。

虽然闹钟通常不是睡眠的好朋友，但如果你从梦中醒来（被闹钟叫醒），你就更有可能记住那个梦。按下贪睡按钮，你就可以毫不费力地再次进入睡眠状态，享受下一个30分钟的梦境。

大多数梦在醒来后不久就会被遗忘，因为睡眠中的大脑无法吸收新的信息，它需要先唤醒自己。这就是为什么对那些写梦境日记的人来说，把醒来时所记得的所有事情都写下来是很重要的——如果你不能很快地把它写在纸上，那些记忆可能会转瞬即逝。

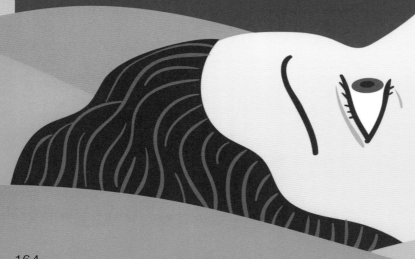

写梦境日记可以提高
你的梦境记忆力。

你可能会认为，梦境越奇怪越容易被记住，但研究表明，那些带有强烈情感和有组织的情节线索更容易被记住。

2014年，科学家们发现，相比于那些记不起梦境的人，对梦境记忆更深的人的大脑的颞顶交界处（temporoparietal，TPL）更活跃，在夜间醒来的次数也是普通人的两倍。颞顶交界处是大脑中对噪音和其他外部刺激做出反应的部分。

短暂的清醒和活跃的颞顶交界处的结合，有助于人们将梦境编码到记忆中，更容易回忆起自己的梦境。

现在，睡眠科学家可以对
做梦者的梦境做出很多预测。

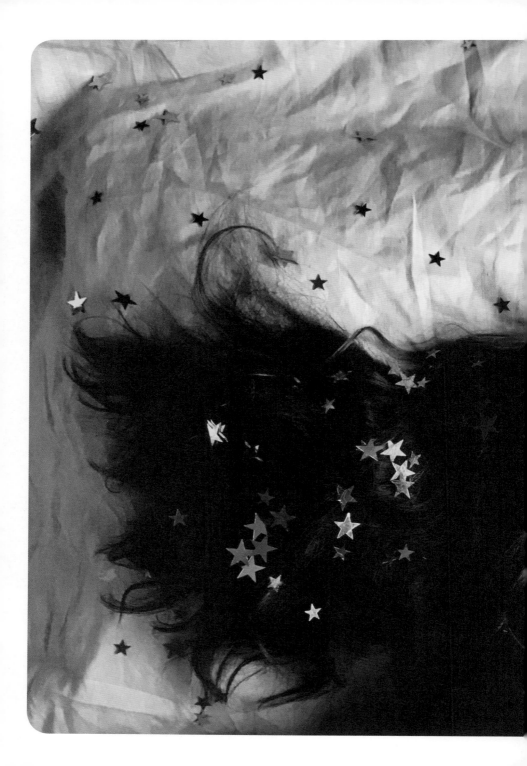

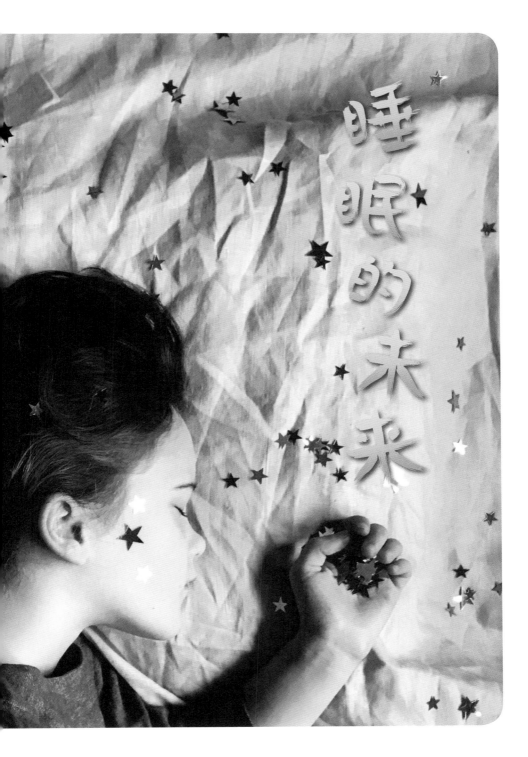

睡眠的未来

利用睡眠风暴

简单地把这本手册放在枕头底下，是无法让你理解希腊语菜单或为一个西班牙停车场进行谈判的。但科学研究表明，当你睡觉时，你的大脑在强化记忆，并形成新的记忆。

创造新的联想

以色列的科学家们安排了一群吸烟者在睡眠实验室里过夜。在那里，研究人员让志愿者们闻香烟味和难闻的烂鸡蛋味。实验后不到一周，参与者的吸烟量减少了30%。为了证实睡眠在创造新的联想中的特殊作用，这项研究也在人们清醒时做了实验，结果对吸烟率没有影响。

睡眠对学习和记忆的形成至关重要，
非快速眼动睡眠对巩固记忆尤其重要。

攻读外语词汇

德国研究人员在向德国人教授荷兰语时发现了这种下意识的现象。作为研究的一部分，当受试者睡着时，研究小组向其中一组播放录制的荷兰语，另一组则安静地睡着了。当他们接受测试时，晚上睡觉时听单词的那一组能更好地识别新的荷兰语词汇。

提高音乐能力

在另一项研究中，研究人员教人们用吉他演奏简单的旋律。所有的志愿者都小睡了一会儿，一组人在睡觉时听着同样的旋律，而另一组人只是睡着了。尽管没有意识到在他们睡觉的时候听到了音乐，但那些听过音乐的参与者比另一组演奏吉他旋律的效果要好得多。

所以一定要在学习新东西后打个盹儿，让睡眠发挥它的神奇作用。

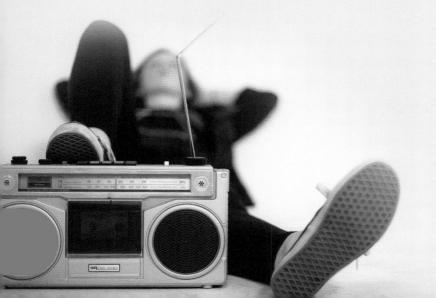

睡眠风暴是新的头脑风暴吗？

睡觉的时候充分利用你大脑的能量。当你睡着的时候，大脑是活跃的，但它的运作方式和你清醒的时候完全不同。你可以通过"睡眠风暴（sleepstorming）"来提高在睡眠中产生创意的概率，但要在你睡觉的时候独自完成。你可以试试这些简单的技巧。

在手边准备一个笔记本——写下你的梦

养成这样的习惯：在你醒来的那一刻，几乎在你完全清醒之前，把你的梦——以及它们可能引发的任何想法——写下来。

向你的潜意识询问你想要回答的问题

伟大的发明家托马斯·爱迪生曾建议："如果你的潜意识没有要求，就不要去睡觉。"所以，要引导你的潜意识变得简明或充满活力，可以在入睡之前，每天问自己这个问题，然后再把注意力转移到其他事情上，比如阅读或放松技巧。

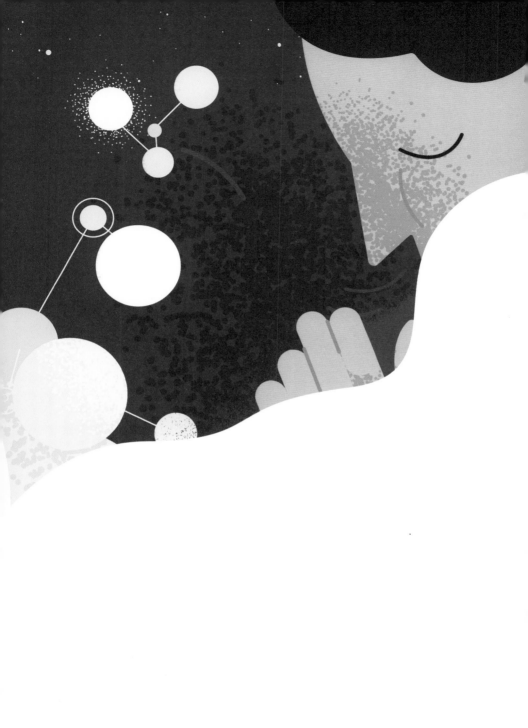

清醒梦

所谓清醒梦（Lucid dreaming），简单来说，就是做梦时知道自己正在做梦。很少有人能成功地做到这一点，如果你想尝试，需要多注意你的梦。

有些人想要潜入并控制他们的梦，但这并不是清醒梦的全部。清醒梦的学习者会变得更有自我意识，并能在梦境中探索新的可能性。

清醒梦初学者

1. 上床睡觉，设置一个5小时的柔和的闹钟，先来一段恢复性的深度睡眠。

2. 当你被闹钟吵醒时，克制翻身的冲动，不要动。

3. 轻轻地躺在那里，放松。保持清醒，但让你的身体进入睡眠麻痹状态。这个阶段可能会让人感到有点害怕，因为许多人报告他们感觉有一个重物压在胸部，不要恐慌。

4. 在一分钟左右的时间里，你应该能够体验到清醒梦。

5. 第二天早上醒来时，尽可能多地记录下细节。

希腊哲学家亚里士多德（Aristotle）关于梦的论述，可能是清醒梦的最早记录。他在书中描述了自己在梦中的自我意识。

梦之备忘录

日期 ＿＿＿＿＿＿＿＿＿

你梦见了谁？你梦里还有谁？

你在哪里？看起来是什么样子的？你在干什么？

你是如何与环境和他人互动的？

你注意到了什么符号、物体、动物、颜色、形状和纹理？

你在想什么？你当时有什么感觉？

闭上你的眼睛。深吸一口气，为你的梦想出一个标题（请在你记录完以上所有细节后才这样做）：

重置生物钟

　　我们知道，现代生活已经把我们从长期以来与光明和黑暗的关系中解脱出来，那么发现有一个简单（而且不昂贵）的解决办法——"回归自然"的野营假期就更棒了。

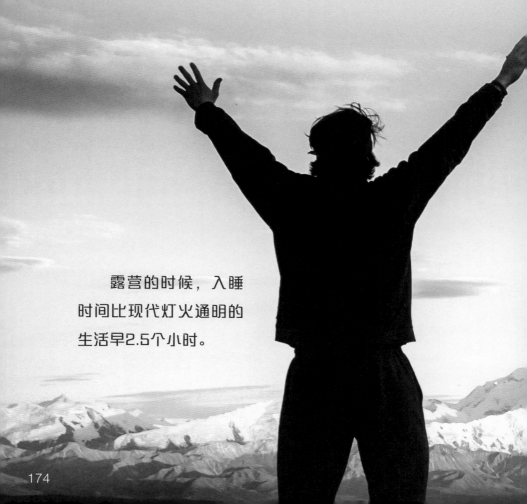

　　露营的时候，入睡时间比现代灯火通明的生活早2.5个小时。

科罗拉多大学的一个研究小组设计了一项实验，以证实生活在明亮的电灯、LED照明设备等现代环境中的人，是如何延迟昼夜节律和睡眠的。他们还想看看人们是否能根据季节调整自己的生物钟。

他们安排参与者在落基山脉进行为期两周的冬季露营和夏季周末露营——不允许使用任何电子设备，只允许使用阳光、月光和火光。结果发现，他们很快就适应了冬季的昼短夜长，夏季的昼长夜短。

睡在帐篷里——半透明的尼龙外壳——可以让阳光照进来，这样你就可以在太阳升起的时候起床，在太阳落山的时候上床。所以，如果你觉得忙碌的生活占据了你大部分时间，那就带个睡袋和帐篷去山里吧。重新设置你的生物钟，这样你在回家的时候会感觉神清气爽，而且建立一个更好的睡眠计划。

露营是一种不受未来影响的睡眠方式吗？它能与大自然的日复一日和年复一年的循环联系起来吗？

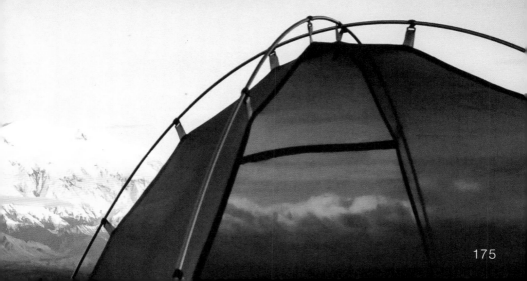

睡出竞争力

　　网球名将罗杰·费德勒（Roger Federer）每天要睡12个小时，尤塞恩·博尔特（Usain Bolt）至少要睡10个小时，很多篮球运动员在比赛前都会打个盹儿。

　　对于职业运动员来说，睡眠和营养、训练计划一样重要。因此，自2005年以来，睡眠教练经常是随行人员中不可或缺的一员，以帮助自行车手、跑步运动员和足球运动员等尽可能做到最好。

在2012年伦敦奥运会上，英国自行车队打破了世界纪录。他们每个队员都有自己的睡袋。

任何运动想要做到极致，都需要最佳的身体状态，还要有一个超级敏锐的大脑。睡眠不足不仅会导致耐力和体力下降，还会使反应变慢、注意力不集中。充足的睡眠能让短跑运动员在起跑时获得最大的动力。

长时间的剧烈运动对肌肉和软组织有很大的要求。考虑到我们睡觉的时候身体会自我修复，优秀的运动员会战略性地打盹儿，来帮助高强度训练后的恢复，并在比赛前提升活力。

当毫秒可以测量冠军和第四名的差别时，每个运动员都在寻找竞争优势。对许多人来说，睡眠就是关键。

如果篮球运动员可以多睡两小时，
他们就可以跑得更快，反应更快，
而且投球也更准。

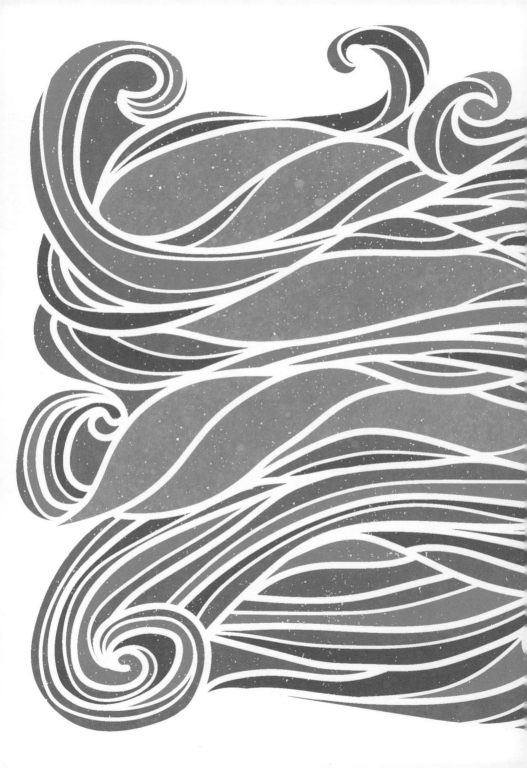

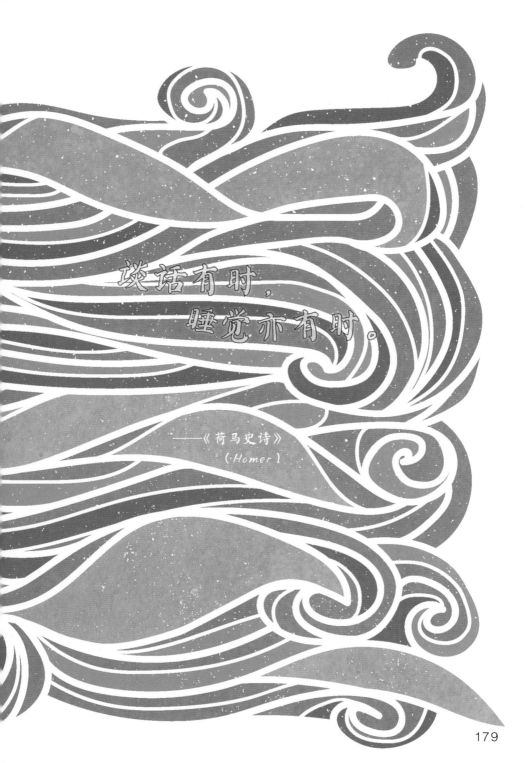

谈话有时，
睡觉亦有时。

——《荷马史诗》
（·Homer）

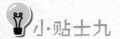

睡前正念练习

对于健康的睡眠，正念是一种非常有益的练习。让我们来探索下背后的原因。

对许多人来说，匆匆忙忙地度过一天后，爬上床，却发现活跃的大脑让我们继续保持清醒好几个小时。我们躺在床上却无法入睡，担心世界大事，或者明天要交的作业。

这就是为什么正念练习会有如此大的帮助。它可以让活跃的大脑平静下来，为安稳的睡眠做好准备。当我们停下来，把注意力集中在呼吸上，而不是焦虑的思想上，我们的身体和意识就开始安定下来。身体扫描正念练习（Body scan practices）尤其有用，因为它可以将我们的注意力从思想引导到感觉上。

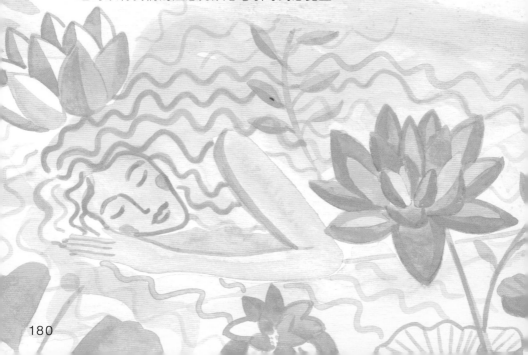

正念也能帮助我们培养无反应能力。我们常常挣扎着入睡，发现自己焦虑不安，辗转反侧。我们睁着眼睛躺着，担心睡眠不好会影响第二天的精力水平和工作效率，无法入睡的压力最终让我们失眠。无反应性是冥想的主要教导之一，它意味着要学习如何与我们的经验相处，而不是对它做出反应。躺着的时候，我们只是注意我们是醒着的，不去关注让我们焦虑的其他想法。释放压力，让我们得到放松，这时睡眠自然就会发生。

因此，在那些难以入睡的夜晚，请进行正念练习，让你焦虑的思绪平静下来，身体得到放松，从而进入宁静的深度睡眠。

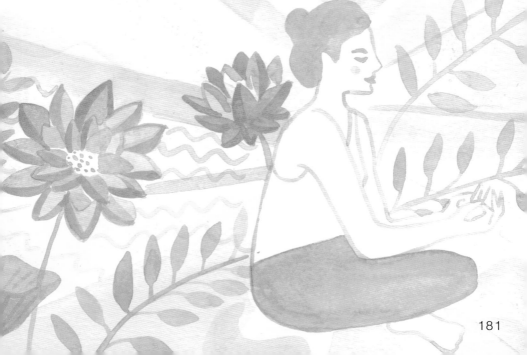

睡前正念

有不同的方式来享受这种实践。

你可以重复这些操作，把它们记在脑子里，然后自己在睡觉前复习一遍。你也可以让别人读给你听，甚至可以录下你自己朗读的音频，在睡前听。

欢迎来到睡前冥想，让你快速进入梦乡。

首先，选择一个舒服的姿势，仰卧。

让你的肩膀自然下垂，手部放松，以舒服的方式放在身体两侧。如果你愿意，也可以把双手放在腹部。

双脚自然分开，然后闭上眼睛。

◇

慢慢地，把你的注意力集中到自己身上。从头一直到脚，将你的意识转移到身体的感觉上。体会是否有哪些部位感到紧张，如果有，深呼吸几次，每次呼气时，试着放松那些部位。

现在保持自然的呼吸节奏，接下来，放松思想，放下忧虑，放下任何吸引你注意力的事情。

尽你所能，让身心停在此时此刻。

◇

把你的注意力集中在你的腹部上升和下降的感觉上，上升……下降。

感觉空气顺着呼吸流入和流出……

◇

现在，开始身体扫描练习，观察你身体的每个部位，从头顶一直到脚尖。慢慢地，将你的注意力转移到身体的各个部位，放松，再放松。

◇

在每次吸气和呼气时，释放压力，一遍又一遍。

◇

每一次呼吸，都能感觉到身体的重量在床上下沉。

◇

当进入宁静的深度睡眠时，让平和和放松感传遍你的全身。

塔玛拉·莱维特
（*Tamara levitt*, Calm 的正念主管）

感恩如何 帮助你入睡

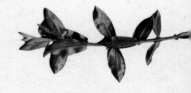

把想法写在纸上有一个显著的效果——使这些想法成为现实。研究表明，每天写15分钟的感恩日记可以帮助你睡得更好，睡得更久。

如果你是一个杞人忧天的人，或者饱受焦虑的折磨，你就会非常清楚，对明天潜在问题的担忧，或者你今天没能完成的事情，是如何让你陷入沉思，推迟你的梦之旅的，你需要拥抱感恩练习。

感恩是正念的一个方面，让你活在当下，注意生活中的美好事物，并对它们心存感激。每天进行感恩练习可以提高幸福感和对生活的满意度，也可以在入睡的时候让你的大脑充满积极的想法。

不要羞于表达你的感激之情——向你的同事表示你真的很感激他的帮助，感谢健身教练的精彩课程，感谢朋友的一条贴心的短信。

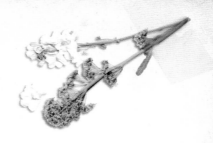

　　每当你心存感激地寻求积极的一面时，就会强化生活中的积极面。留心这些事情是如何让你的大脑在睡觉前平静下来的，你会睡得更快，睡得更久，并且醒来时精神焕发。

养成感恩的习惯

● 理想情况下，每天或每天结束时都要完成一份感恩日记——三件让你心存感激的事。你可以选择随身携带一个小本子，也可以下载一个应用程序，以便记录每一天的内容。

● 每周至少大声表达一次你的谢意，不管是早上的拿铁咖啡，还是来自陌生人的"谢谢"。

● 感谢那些在这一年中为你的生活带来改变的人。不需要昂贵的礼物—— 一张手写的卡片或一封感谢信就足以表达。

三件让你

每天晚上睡觉前，说出三件让你感
到快乐的事情和自我感觉良好的事情，
把它们写下来或者大声说出来。这是一
个很好的方法，来强化健康的自我形象
和积极向上的心态，并确保你带着快乐
的心情入睡。这对孩子们也很有效，你
可以听到一些关于他们一天的事情，以
及真正带给他们快乐的事情——通常是
令人惊讶的事。和他们分享你自己的清
单，也能让他们了解你的一天。

快乐的事情

1

2

3

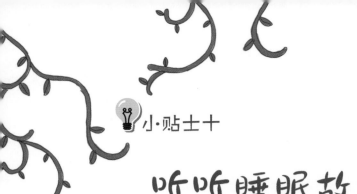

小·贴士十

听听睡眠故事

由人工智能（AI）生成的第一个睡前故事，也是200年来第一个新格林童话。这个故事——《公主与狐狸》——是一种智能文本预测算法的产物，这种算法以格林兄弟的故事为素材，并模仿他们的风格，它现在已经是Calm睡眠系列故事的一部分。

这个新故事是电脑和人类共同努力的结果—— 一群作家、艺术家和程序员使用机器智能来创造的新的写作形式。

因此，已故多年的德国兄弟们为我们提供了诸如灰姑娘、长发公主、汉斯、小红帽、白雪公主和睡美人等古老的口头故事的标准版本，现在又有了《失落的格林童话》（ *The Lost Grimm Fairy Tale* ）。

故事讲述了一个国王、一匹神奇的金马、一个孤独的公主和一个可怜的磨坊主的儿子。美丽的公主不得不嫁给她不爱的王子，一只会说话的狐狸帮助卑微的磨坊主的儿子，把公主从可怕的命运中拯救出来。

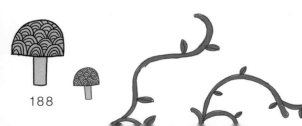
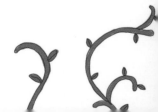

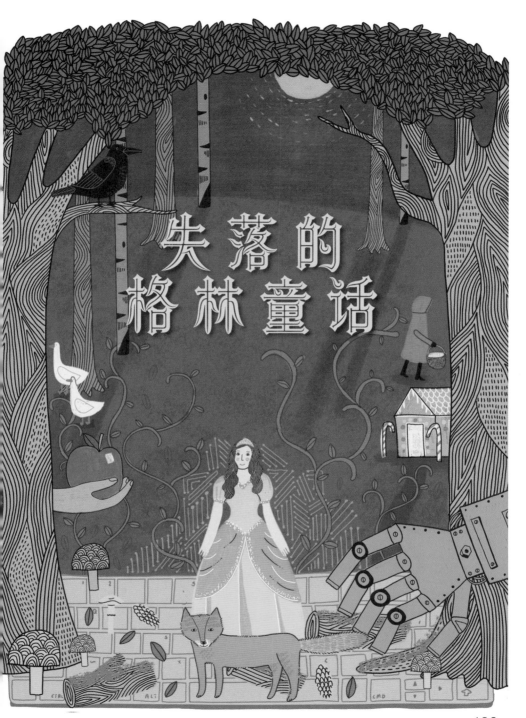

失落的
格林童话

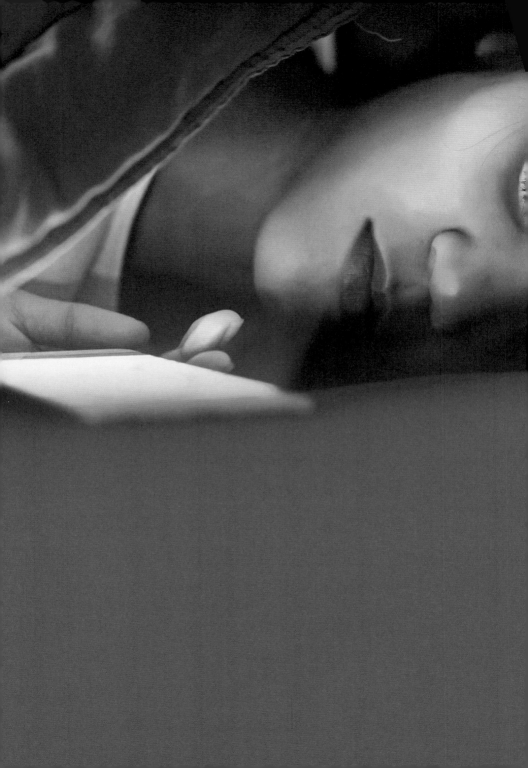

睡眠故事的兴起

在收音机的背景下入睡是一种很老派的做法（尽管它仍然是一种成功的催眠疗法）。如今，数以百万计的人经常收听播客、有声读物和应用程序，他们从忙碌的一天中放松下来，伴随着睡眠故事进入梦乡。在睡觉的时候利用这项技术，是一个明智的选择。

到目前为止，我们的睡眠故事总计超过1.5亿次收听。

从旅行故事到现代童话，再到短篇名著，各种各样的睡眠故事都非常受欢迎，而"音景音乐"——城市街道上的雨、瀑布或火车的声音——也被广泛用来缩短入睡时间。

10个睡眠故事

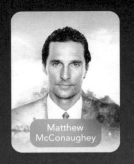

1.《奇迹》(WONDER)

（马修·麦康纳旁白）

马修·麦康纳（Matthew McConaughey）关于宇宙奥秘的梦幻故事，一个充满魔力的感人故事。

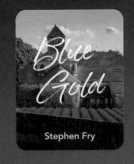

3.《宁静的海》
(SERENITY OF THE SEA)

（福莉玛·阿吉曼旁白）

女演员福莉玛·阿吉曼（Freema Agyeman）带你穿越神奇的狮子森林王国，进入迷人的旅程。

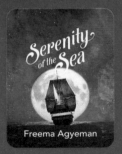

2.《蓝金》
(BLUE GOLD)

（斯蒂芬·弗莱旁白）

让故事大师斯蒂芬·弗莱带你在薰衣草庄园和普罗旺斯沉睡的村庄中度过一段宁静的旅程。

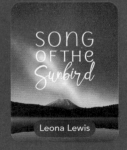

4.《太阳鸟之歌》
(SONG OF THE SUNBIRD)

（利昂娜·刘易斯旁白）

跟随利昂娜·刘易斯（Leona Lewis）平静的旋律，穿越月光下的乞力马扎罗山丛林，开始一场探险之旅吧。

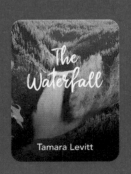

5.《瀑布》(THE WATERFALL)

（塔玛拉·莱维特旁白）

在大自然中寻找巨大声音来源的故事，由塔玛拉·莱维特来讲述。

192

6.《毛绒兔》
（*THE VELVETEEN RABBIT*）

（安娜·阿克顿旁白）

英国女演员安娜·阿克顿
（Anna Acton）朗读的经典
兔子故事。

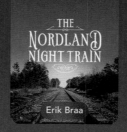

7.《雪国夜车》（*THE NORDLAND NIGHT TRAIN*）

（埃里克·布拉旁白）

今晚，让埃里克·布拉（Erik Braa）带你乘坐欧洲最惊险、最偏远的铁路，体验挪威风景优美的海岸旅行。

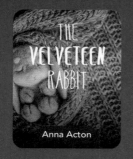

8.《瞌睡虫，闭上眼睛吧》
（*CLOSE YOUR EYES SLEEPYPAWS*）

（菲利帕·亚历山大旁白）

由Calm与儿童睡眠故事应用程序
"Moshi Twilight Sleep Stories"
合作制作，由菲利帕·亚历山大
（Philippa Alexander）讲述。

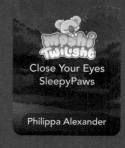

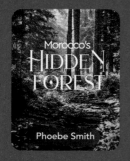

9.《摩洛哥的隐蔽森林》
（*MOROCCO'S HIDDEN FOREST*）

（菲比·史密斯旁白）

菲比·史密斯是这本书的作者，也
是Calm的特约故事大师。

10.《胡桃夹子》（*THE NUTCRACKER*）

（拉里·戴维斯旁白）

今晚，当你沉浸在这个经典而又受人喜爱的
故事中时，跟随拉里·戴维斯（Larry Davis）
开始一段充满魔力的世界之旅吧。

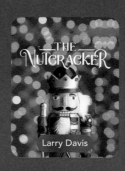

睡前故事的写作艺术

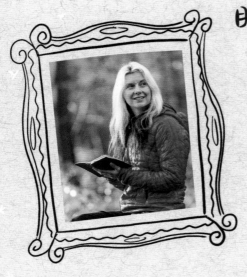

菲比·史密斯讲述了她如何成为"'慢文学'中的J. K. 罗琳"的故事。

当我还是个小女孩的时候，在我妈妈的书房里看到过一本书，名字叫作《词语原来是有魔力的》(*Words Were Originally Magic*)。作为一个热爱文字的人，在那个时代，我也被所有超自然的东西所吸引，那个短语既让我着迷，又让我困惑。我在想，把字母、单词和短语串在一起这个简单的动作，怎么就能像巫师念咒语和挥舞魔杖那样有魔力呢？

尽管许多人告诉我这是不可能的，但我通过成为一名作家找到了答案，很快我就学会了像女巫一样使用我的笔（或现在的键盘）。

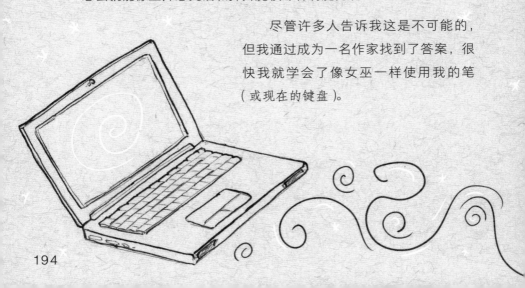

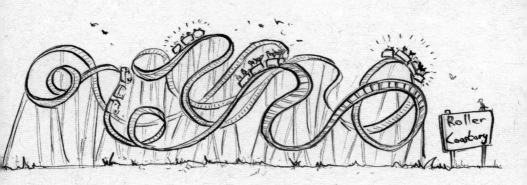

我的研究领域是旅游、大自然和野生生物。我在世界各地的报纸、杂志和广播电台写下我的冒险故事，目的是捕捉读者的想象力，像坐过山车一样，心怀期待并向前推进，直到游戏结束。

直到几年前，我还一直把写作作为自己的使命，以确保一旦有人沉浸在我的故事里，他就无法在故事结束之前脱身。

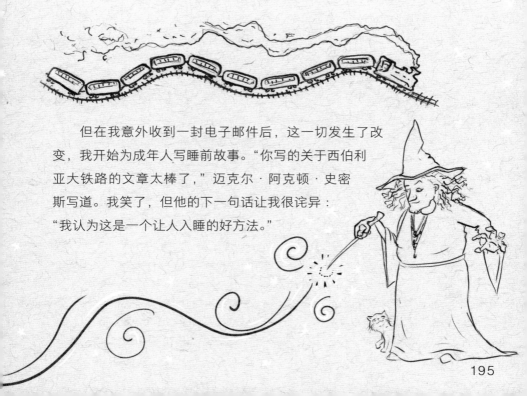

但在我意外收到一封电子邮件后，这一切发生了改变，我开始为成年人写睡前故事。"你写的关于西伯利亚大铁路的文章太棒了，"迈克尔·阿克顿·史密斯写道。我笑了，但他的下一句话让我很诧异："我认为这是一个让人入睡的好方法。"

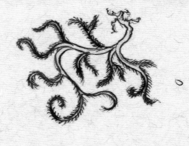

　　我不确定我当时是否受到了侮辱。如果我的文字
没有引起读者的兴趣，反而让他们打瞌睡，那我
还算什么作家呢？这个想法似乎让我很疯狂。

　　但有时，一个想法一旦产生，就不会轻易消失。

　　就像被施了魔法一样，睡眠故事的概念让我着了魔，虽然我
认为我并没有写睡眠故事的想法，但我无法摆脱它。

　　几天后的一个晚上，我在照看我朋友的儿子。当时
他只有两岁，虽然看起来很累，但他拒绝入睡。他选
择了一个喜欢的故事——一个生活在大堡礁的鲨鱼的
故事。我注意到，当我开始读的时候，他真的很想一
直保持清醒到最后，但是，慢慢地，我看着他的眼皮越
来越沉，甚至无意识地就睡着了。

　　就在那时，我突然想到——成年人也可以从睡前故事中受
益。它不是枯燥的写作，相反，它可以让我们逃离到另外一个世
界——一个远离账单、最后期限和日常烦扰的世界。

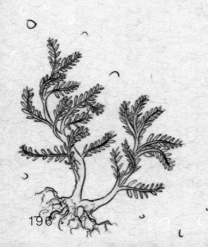

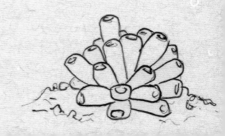

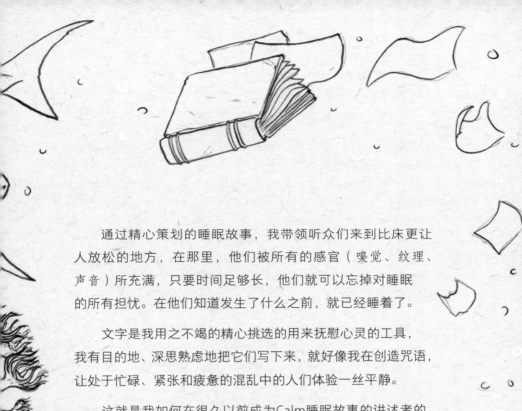

通过精心策划的睡眠故事，我带领听众们来到比床更让人放松的地方，在那里，他们被所有的感官（嗅觉、纹理、声音）所充满，只要时间足够长，他们就可以忘掉对睡眠的所有担忧。在他们知道发生了什么之前，就已经睡着了。

文字是我用之不竭的精心挑选的用来抚慰心灵的工具，我有目的地、深思熟虑地把它们写下来，就好像我在创造咒语，让处于忙碌、紧张和疲惫的混乱中的人们体验一丝平静。

这就是我如何在很久以前成为Calm睡眠故事的讲述者的。从那以后，我已经记不清收到过多少封感谢邮件了，虽然他们尽力不睡着，却永远无法在听完我的故事后保持清醒。

很多人会问："你是怎么做到的？"对此我有简单的回答——魔法。

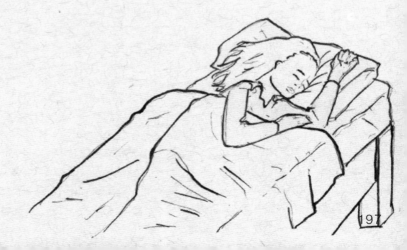

"昏昏欲睡" 的主人公

作家们一直对睡眠的世界感兴趣。以下是书中几个著名的昏昏欲睡的人物。

《睡美人》(*Sleeping Beauty*)

在格林兄弟广为流传的童话故事中，一位公主的父母被告知，当扎破手指时，他们的女儿将会死去。他们在自己的王国里销毁了所有尖锐的东西，但都是徒劳的。公主还是刺伤了手指，但她并没有死，而是中了魔法进入了沉睡，她最终被一个英俊王子的亲吻唤醒。

《爱丽丝梦游仙境》(*Alice's Adventures in Wonderland*) 中的睡鼠

在刘易斯·卡罗尔(Lewis Carroll)的《爱丽丝梦游仙境》中，睡鼠总是睡着，这让它远离了茶话会的大部分对话，其他角色也经常戳它。疯帽匠甚至把热茶倒在它的鼻子上，想把他叫醒！

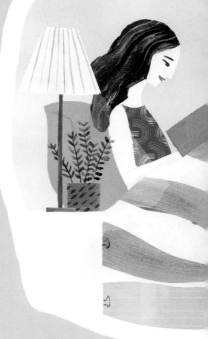

《瑞普·凡·温克》(*Rip van Winkle*)

在华盛顿·欧文(Washington Irving)的同名短篇小说中，美籍荷兰移民瑞普·凡·温克喝了一种奇怪的酒，从此睡了20年。在美国独立战争期间，他一直在睡梦中，当他带着长长的胡须醒来时，发现了一个他不再认识的国家。

《圣诞颂歌》（*A Christmas Carol*）中的埃比尼泽·斯克鲁奇

在查尔斯·狄更斯（Charles Dickens）的《圣诞颂歌》中，守财奴埃比尼泽·斯克鲁奇试图在圣诞前夜入睡，这时他被以前的生意伙伴的鬼魂和三个圣诞精灵造访——"过去之灵""现在之灵""未来之灵"。透过这些幽灵，他醒来后变得慷慨，学会了圣诞节的真正精神。

《睡眠之屋》（*The House of Sleep*）中的莎拉

在乔纳森·科（Jonathan Coe）的小说《睡眠之屋》中，莎拉患有嗜睡症，而特里患有失眠症。故事情节围绕着一个睡眠诊所展开，在这里，疯狂的杜登博士将睡眠视为一种必须根除的疾病。

《匹克威克外传》（*The Pickwick Papers*）中的"胖男孩"乔

肥胖低通气综合征（OHS）是一种与睡眠呼吸暂停有关的疾病，最初被称为匹克威克综合征，它是以狄更斯的《匹克威克外传》中的"胖男孩"乔的名字命名的。乔有这种症状，比如在工作中睡着了。

伯蒂·伍斯特（Bertie Wooster）

伯蒂是沃德豪斯（P. G. Wodehouse）的《吉夫斯与伍斯特》（*Jeeves and Wooster*）系列丛书中著名的晚起者。当吉夫斯一大早把伯蒂叫醒时，他问道："才9点10分，难道这栋楼着火了吗？"

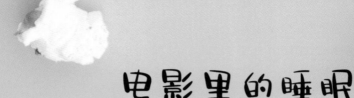
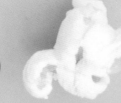

电影里的睡眠

电影涉及睡眠的方方面面，从晚起到做梦再到冬眠。以下是其中的一些。

《四个婚礼和一个葬礼》（*Four Weddings and a Funeral*）（1994）

理查德·柯蒂斯（Richard Curtis）的这部喜剧以休·格兰特（Hugh Grant）睡过头开始，他参加婚礼迟到，接着遭到了一连串的咒骂。

《绿野仙踪》（*The Wizard of Oz*）（1939）

稻草人、铁皮人和胆小的狮子都是在做梦吗？在电影的结尾，多萝西三次踩着高跟鞋，和她的狗托托一起在堪萨斯的卧室里醒来，他的家人和朋友把她的冒险当作一场梦来看待。

《土拨鼠日》（*Groundhog Day*）（1993）

电视天气预报员菲尔·康纳斯每天在他的旅馆早餐中醒来，他的闹钟收音机里听到索尼和切尔唱的"宝贝，我有你"。他总是在同一首歌中醒来，发现每天都是土拨鼠日。

《黑客帝国》（*The Matrix*）（1999）

计算机程序员托马斯·安德森发现，在与人工智能的战争之后，所有的人类都处于一种类似睡眠的状态，并被灌输一种虚拟现实的世界观。

《2001太空漫游》(*2001: A Space Odyssey*)(1968)

斯坦利·库布里克(Stanley Kubrick)的经典电影,改编自亚瑟·克拉克(Arthur C. Clarke)的小说,故事讲述了"发现一号"太空船向木星进发,除了飞行员大卫·鲍曼和弗朗西斯·普尔之外,飞船上还有三名处在冬眠状态的科学家和一台具有人工智能、掌控整个飞船的电脑"哈尔"。流氓计算机哈尔关闭了宇航员的生命支持系统,令飞船飘浮在太空中,鲍曼最终打败哈尔,激活飞船。

《美丽心灵的永恒阳光》(*Eternal Sunshine of the Spotless Mind*)(2004)

金·凯瑞(Jim Carrey)和凯特·温斯莱特(Kate Winslet)饰演的一对恋人,在分手后都向一家公司支付了费用,以消除对彼此的所有记忆——这一过程发生在他们熟睡时。

《乘客》(*Passengers*)(2016)

在未来,一艘载满5000人的太空舰,准备前往一个遥远的新行星,詹妮弗·劳伦斯(Jennifer Lawrence)和克里斯·普拉特(Chris Pratt)扮演其中两名乘客,他们从90年前的冬眠中被唤醒了……

《我私人的爱达荷》(*My Own Private Idaho*)(1991)

瑞凡·菲尼克斯(River Phoenix)饰演的麦克是一个有着嗜睡症的街头混混。他在影片中有过几次嗜睡发作,在最后一幕中,他在高速公路边又睡着了,他的背包和鞋子都被偷了。

《盗梦空间》(*Inception*)(2010)

莱昂纳多·迪卡普里奥(Leonardo DiCaprio)饰演一个造梦师,通过共享梦境技术进行商业间谍活动。他潜入受害者的潜意识,在人们的梦中植入思想。这部电影讲述了一个三方共有的梦境,在这个梦境中,死去的人可能会被困在一个潜意识的梦境世界中。

小·贴士十一

打破睡眠谎言

1 晚上一杯酒，踏实睡一宿

深夜喝上一大口酒可能会让你一开始昏昏沉沉的，但研究表明，酒精实际上会损害你的深度睡眠。酒精也是一种利尿剂，这意味着你半夜需要上厕所，更有可能扰乱你的睡眠。

 ## 2 周末补一觉，自在又逍遥

在缺觉的一周后，周末睡个懒觉可能很诱人，但你的身体更喜欢一个稳定的睡眠模式。"暴睡"会打乱你的昼夜节律，让事情变得更糟。

 ## 3 打鼾没什么大不了

如果经常打鼾，你应该去看医生。打鼾可能是呼吸困难和呼吸暂停的症状，可能导致血氧减少和心脏问题，频繁打鼾也可能是高血压的征兆。

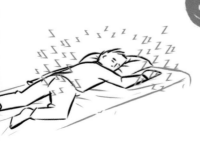

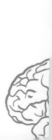

老年人不需要那么多睡眠

的确，随着年龄的增长，睡眠质量会下降，其结果是，随着年龄的增长，我们可能会睡更多的午觉，但这并不是说，随着年龄的增长，我们需要更少的睡眠，老年人需要和以前一样多的睡眠。研究还表明，深度睡眠可以降低患老年痴呆症的风险。

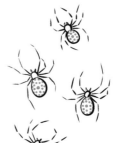

 睡觉时，
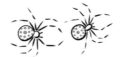 **每年会吞进八只蜘蛛**

蜘蛛恐惧症患者可以放松休息。在睡觉的时候，你不太可能吞下任何蜘蛛，因为你的身体在睡觉的时候会震动，发出足够大的声音，让任何八条腿的动物都不敢爬进你的嘴里。

 把梦游的人叫醒
是很危险的

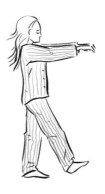

如果你看到一个梦游者正往危险的地方走，就阻止他们！叫醒梦游者不会使他们心脏病发作或受惊吓死。最好是让梦游者安全地回到床上，或者在安全的距离外发出声音来叫醒他们。

203

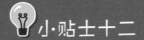

迎接新技术

自从睡眠成为健康的新流行语以来，各种承诺能让你睡个好觉的小玩意都出现了——从"真正的床和枕头"到睡眠追踪设备，再到模拟太阳光的灯光。

防鼾器

想象一下，每次你换到仰卧的睡姿时，胸前都会有一条带子在嗡嗡作响。听起来不像是一个能睡得好觉的夜晚，对吗？但对于患有阻塞性睡眠呼吸暂停症的人来说，这种设备可以阻止他们打鼾，并中止典型的呼吸暂停。因此，患者醒来时会神清气爽，而不是一直疲惫不堪。另一款无线追踪器是一个邮票大小的贴纸，你可以把它贴在额头上。它会测量你血液中的氧气含量，并在你停止呼吸时尝试去识别。

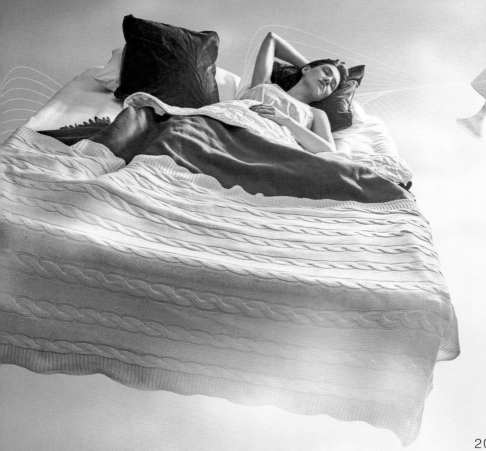

"邻位睡眠症（Orthosomnia）"—— 一种
因执着于获得完美睡眠而产生的焦虑。

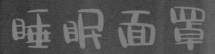

睡眠面罩

　　科学家们设计了一种面罩，可以让佩戴者在两分钟内快速进入非快速眼动睡眠2阶段。它最初是为军事战争中处于高压环境的人设计的，它能使面部升温，并覆盖脸颊、耳朵和头部的大部分。该设备内置有脑电图传感器，用于监测佩戴者的脑电波和睡眠变化。它可以设定准确的睡眠时间，只有当面具检测到你处于睡眠状态时，计时器才会开始倒数计时。它会用一种越来越亮的蓝光把你叫醒——这种蓝光会刺激大脑。也许很快就会有治疗失眠症的面罩问世。

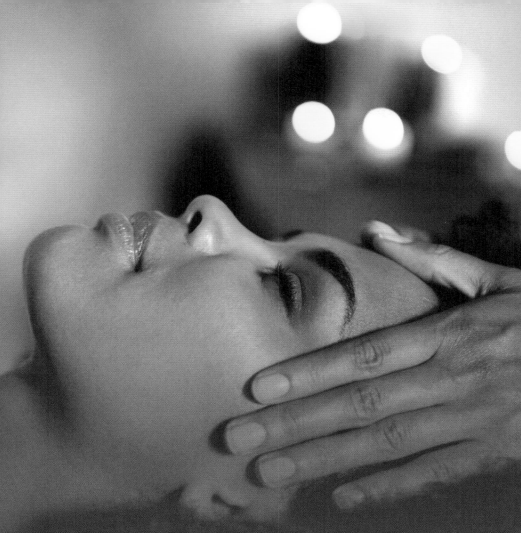

经颅刺激技术

　　这可能属于科学研究的范围，但操纵脑电波已经成为可能。如今，经颅刺激器（transcranial stimulators）可以让人进入良好的睡眠模式或一定程度的睡眠。一种使用弱电流（经颅直流电刺激），另一种使用磁力（经颅磁刺激）。研究人员已经能够随意切换一个人的睡眠深浅，但由于需要大量的机器来完成这一任务，所以你还需要过一段时间，才能在卧室里看到这样的技术。

假死状态

科幻小说还是科学事实?

星际旅行时，用一种无生命的睡眠状态在太空中运输人，科幻迷们已经很熟悉了。但是我们今天离实现这个目标还有多远呢?

熊和它们的冬眠状态激发了太空工程公司（SpaceWorks）的灵感，他们为美国国家航空航天局设计了一艘载人飞船，可以将人类送上火星。如果我们能让人类遵循和熊一样的生理条件，我们就能进入无意识状态，6个月后在火星上醒来。

不过，人类能破解它吗?许多哺乳动物都冬眠，所以我们也可能有机会这么做，医生们在进行心脏手术时已经充分利用了低温技术。

更重要的是，有传闻说在事故中，人们被冻住，然后又解冻了！以安娜·巴根霍姆（Anna Bågenholm）为例，她在挪威滑雪时摔倒在一块冰原上，冰原下面是一条冰冷的山涧。她被困在那里，冻得晕死了过去。当安娜被送达医院时，她的体温低得惊人，只有13.7摄氏度，而且她的心脏已经停止跳动两个多小时。但是经过重症监护后，她又活了过来！

　　专家预测，长时间的假死状态将很快成为医学上的现实，但目前载人火星飞行仍停留在科幻小说的领域。

附录

睡眠意向日记

我们先来看看你现在的睡眠习惯。

下面是一些可以提高睡眠质量的方法。有多少符合你的睡眠习惯？哪些是你目前还没有做，但觉得从现在开始是可行的？

勾选符合你的：

现在的习惯	将来的计划	
◯	◯	听睡眠故事
◯	◯	做深度睡眠冥想
◯	◯	做舒缓的运动
◯	◯	听轻音乐
◯	◯	调暗灯光
◯	◯	白天喝大量的水，晚上避免过量饮水
◯	◯	有规律的锻炼，但不会太晚
◯	◯	睡前避开屏幕和蓝光

○ ○ 每天到户外晒太阳

○ ○ 使用睡眠面罩

○ ○ 使用耳塞

○ ○ 睡前喝无咖啡因的茶

○ ○ 睡前喝一勺椰子油

○ ○ 整洁的卧室

○ ○ 禁食某些特定食物

○ ○ 在床边放一个笔记本，把睡前的想法和要做的事情都写下来

○ ○ 冥想（如平静的深度睡眠冥想）

○ ○ 呼吸训练

○ ○ 使用睡眠喷雾

○ ○ 芳香疗法

○ ○ 调低卧室温度

○ ○ 固定就寝时间

睡眠术语表

腺苷：这种化合物从你醒来的那一刻起，就开始在你的血液中积累，一直持续到睡觉的时间。

认知行为疗法：特别针对失眠问题的行为疗法。

昼夜节律：大约24小时的内置生物钟。

内啡肽：一种使人感觉良好的神经递质。

胃饥饿素：一种刺激饥饿感的激素。

瘦素：一种传递饱腹感的化学物质。

褪黑素：一种激素，它向你的身体和大脑发出信号，告诉你天黑了，该睡觉了。

NREM睡眠：非快速眼动睡眠，或无梦睡眠（分3个阶段）。

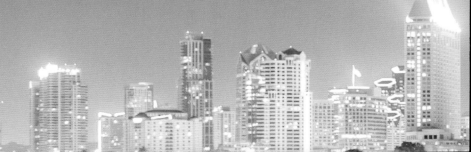

催产素：一种"爱情激素"。

多相睡眠：24小时内睡好几次。

催乳素：一种使你感到放松和困倦的激素。

本体感觉系统：我们身体感觉感受器。

REM睡眠：快速眼动睡眠，睡眠的一个阶段，有更多的身体运动和更快的脉搏和呼吸。

睡眠驱动力：衡量一个人生理上对睡眠的需求。

睡眠潜伏期：从开始睡觉到睡着的时间。

视交叉上核：你的昼夜节律起搏器。

抗利尿激素：一种与睡眠有关的激素，使人晚上不需要上厕所。

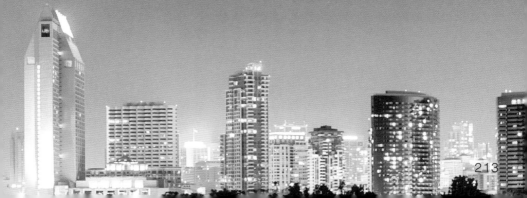

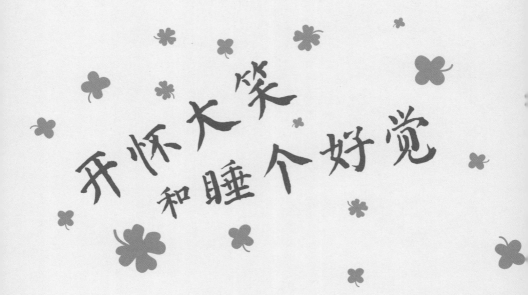

致谢

这本书的诞生，源自一群人的努力、创意和灵感，他们才华横溢。我要向他们中的每一位表示衷心的感谢：我有幸与埃内斯·阿利利（Enes Alili）共事近十年，他用无限的热情，再一次将他的创意运用在这本书中。彼得·弗里德曼（Peter Freedman）是一位公关天才，他构思了无数个有趣的睡眠故事，为这本书贡献了大量素材。凯西·麦凯奇（Casey McKerchie）用他的激情和幽默不断地激励着我们。感谢监制尼古拉斯·海德（Nicholas Head）在技术方面的贡献，感谢埃内斯·阿利里的封面创意和世界级的设计技巧。感谢亚历克斯·威尔（Alex Will）和里奥·威尔（Leo Will）在各方面的友情支持，感谢马尔科姆·斯科维尔（Malcolm Scovil）在2015年为我们的第一本书组织了特别的新书发布会。感谢Calm团队的每一位成员：王敦（Dun Wang）、泰勒·谢弗（Tyler Sheaffer）、凯蒂·希尔（Katie Shill）、亨德森·拉丰（Henderson Lafond）等，是你们让这趟火箭之旅变得如此狂野和有趣。

致谢所有信任我们的投资者，感谢苏珊·麦克塔维什（Susan MacTavish）的灵感，塞拉·阿克顿·史密斯的开怀大笑和不眠之夜，感谢克洛达

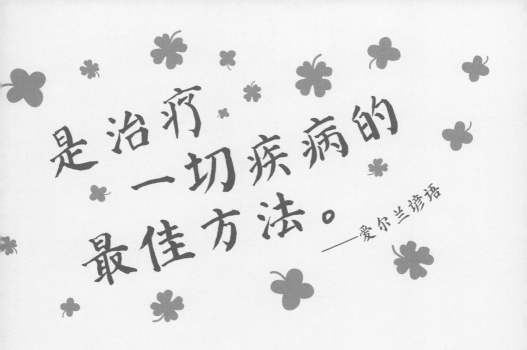

是治疗
一切疾病的
最佳方法。
——爱尔兰谚语

格·康奈尔（Clodagh Connell）、因娜·谢梅纽克（Inna Semenyuk）、尼科尔·奎因（Nicole Quinn）、舍斯莫夫（Shed Simove）、汤姆·博德曼（Tom Boardman）、尼尔·波特（Neil Porter）、薇薇安·埃尔灵顿·巴恩斯（Vivienne Errington-Barnes）、马特·肖恩（Matt Shone）、杰米·克林格勒（Jamie Klingler）、米歇尔·杜伯瑞（Michelle Dewberry）、查尔斯·贝布特（Charles Baybutt）、史蒂夫·克莱维利（Steve Cleverley）、奥利·巴雷特（Oli Barrett）、科莱特·史密斯（Colette Smith）、安娜·阿克顿（Anna Acton）、本·赫尔（Ben Hull）、格雷西·赫尔（Gracie Hull）、拉娜·赫尔（Lana Hull）。感谢企鹅出版社的耐心、睿智的朋友们：威妮莎·巴特菲尔德（Venetia Butterfield）、玛丽安·塔提波（Marianne Tatepo）、艾米莉·罗伯逊（Emily Robertson）、尼基·西姆斯（Nikki Sims）、娜塔莉·沃尔（Natalie Wall）、乔西·默多克（Josie Murdoch）、佐伊·霍恩·海伍德（Zoe Horn Haywood）和安妮·李（Annie Lee）。特别感谢塔玛拉·莱维特，是她创造并讲述了这些真实而有力的冥想案例（以及睡眠故事），并改变了许多人的生活。我和亚历克斯还要感谢Calm的所有粉丝，以及购买这本书的读者。

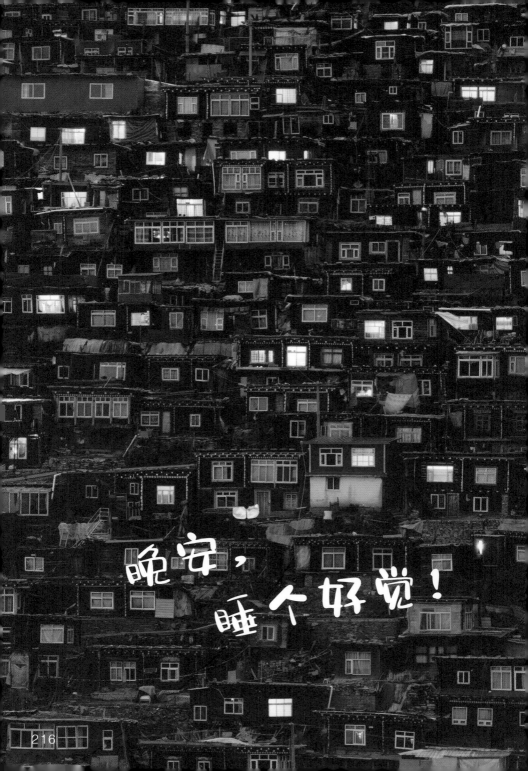

晚安，
睡个好觉！